Medizinphilosophie zur Einführung

Cornelius Borck

Medizinphilosophie zur Einführung

JUNIUS

Junius Verlag GmbH
Stresemannstraße 375
22761 Hamburg
www.junius-verlag.de

Umschlaggestaltung: Florian Zietz
Titelbild: © Anna Hartmann
Satz: Junius Verlag GmbH
Printed in the EU 2021
ISBN 978-3-88506-746-7
2., überarbeitete Auflage 2021

Bibliografische Information der Deutschen Nationalbibliothek
Die Deutsche Nationalbibliothek verzeichnet diese Publikation in der Deutschen Nationalbibliografie; detaillierte bibliografische Daten sind im Internet über http://dnb.dnb.de abrufbar.

Zur Einführung ...

... hat diese Taschenbuchreihe seit ihrer Gründung 1977 gedient. Zunächst als sozialistische Initiative gestartet, die philosophisches Wissen allgemein zugänglich machen und so den Marsch durch die Institutionen theoretisch ausrüsten sollte, wurden die Bände in den achtziger Jahren zu einem verlässlichen Leitfaden durch das Labyrinth der neuen Unübersichtlichkeit. Mit der Kombination von Wissensvermittlung und kritischer Analyse haben die Junius-Bände stilbildend gewirkt.

Seit den neunziger Jahren reformierten sich Teile der Geisteswissenschaften als Kulturwissenschaften und brachten neue Fächer und Schwerpunkte wie Medienwissenschaften, Wissenschaftsgeschichte oder Bildwissenschaften hervor. Auch im Verhältnis zu den Naturwissenschaften sahen sich die traditionellen Kernfächer der Geisteswissenschaften neuen Herausforderungen ausgesetzt. Diesen Veränderungen trug eine Neuausrichtung der Junius-Reihe Rechnung, die seit 2003 von der verstorbenen Cornelia Vismann und zwei der Unterzeichnenden (M.H. und D.T.) verantwortet wurde.

Ein Jahrzehnt später erweisen sich die Kulturwissenschaften eher als notwendige Erweiterung denn als Neubegründung der Geisteswissenschaften. In den Fokus sind neue, nicht zuletzt politik- und sozialwissenschaftliche Fragen gerückt, die sich produktiv mit den geistes- und kulturwissenschaftlichen Problemstellungen vermengt haben. So scheint eine erneute Inventur der Reihe sinnvoll, deren Aufgabe unverändert darin besteht, kompetent und anschaulich zu vermitteln, was kritisches Denken und Forschen jenseits naturwissenschaftlicher Zugänge heute zu leisten vermag.

Zur Einführung ist für Leute geschrieben, denen daran gelegen ist, sich über bekannte und manchmal weniger bekannte Autor(inn)en und Themen zu orientieren. Sie wollen klassische Fragen in neuem Licht und neue Forschungsfelder in gültiger Form dargestellt sehen.

Zur Einführung ist von Leuten geschrieben, die nicht nur einen souveränen Überblick geben, sondern ihren eigenen Standpunkt markieren. Vermittlung heißt nicht Verwässerung, Repräsentativität nicht Vollständigkeit. Die Autorinnen und Autoren der Reihe haben eine eigene Perspektive auf ihren Gegenstand, und ihre Handschrift ist in den einzelnen Bänden deutlich erkennbar.

Zur Einführung ist in der Hinsicht traditionell, dass es den Stärken des gedruckten Buchs – die Darstellung baut auf Übersichtlichkeit, Sorgfalt und reflexive Distanz, das Medium auf Handhabbarkeit und Haltbarkeit – auch in Zeiten liquider Netzpublikationen vertraut.

Zur Einführung bleibt seinem ursprünglichen Konzept treu, indem es die Zirkulation von Ideen, Erkenntnissen und Wissen befördert.

Michael Hagner
Ina Kerner
Dieter Thomä

Inhalt

1. Einleitung

Gesundheit und Kranksein bilden einen asymmetrischen Gegensatz. Die Adjektive gesund und krank lassen sich im Deutschen sowohl als Gegenstand als auch als Zustand zum Substantiv machen: Gesundheit/Gesundsein, Krankheit/Kranksein. Das Wortpaar Krankheit/Kranksein bildet in etwa ab, was im Englischen als *disease* und *illness* unterschieden wird, die objektivierte, meist medizinisch definierte Krankheit im Unterschied zur individuellen, kulturell überformten Erfahrungswirklichkeit des Krankseins. Aus ihrem Kranksein heraus suchen Patientinnen und Patienten ärztliche Hilfe, die das individuelle Kranksein zum Leiden an einer objektivierbaren Krankheit macht. Aber während die Krankheit als etwas Vergegenständlichtes dem Leiden im Kranksein gegenübergestellt werden kann, gilt das für das Wortpaar Gesundheit/Gesundsein nicht: Gesundsein manifestiert sich weniger als ein Zustand denn als Aktivität oder Handlungsfähigkeit. Gesundheit ist wesentlich kein Gegenstand, sondern ein Abstraktum. Gesundheit ist aber auch kein Zustand wie das Kranksein. Gesundheit ist vielmehr die Möglichkeit zu lebendiger Aktivität, deren Urheber nicht der handelnde Mensch ist; vielmehr resultiert Handlungsfähigkeit aus gesunder Lebendigkeit. Krankheiten bilden den Gegenstand der Medizin, diese erforscht und behandelt sie. Gesundheit und Kranksein hingegen beziehen sich auf den anthropologischen Horizont, in dem Medizin agiert. Um diesen anthropologischen Horizont zu erörtern, bedarf es geisteswissenschaftlicher und wegen des Wandels der Medizin insbesondere historischer Perspektiven. Medizinphilosophie muss diskutieren, wie Medizin als Wissenschaft der Erforschung und Behandlung von Krankheiten in Beziehung steht zur anthropologischen Spannung von Gesundheit und Kranksein.

Gesundheit und Kranksein sind zentrale Dimensionen menschlichen Lebens, entsprechend vielfältig sind die kulturellen Vorstellungen zu Krankheiten und ihren Ursachen, zu Medizin und Gesundheit. Gleichwohl konnte sich innerhalb der Philosophie der Bereich von Krankheit und Gesundheit nicht als eigenständiges philosophisches Arbeitsgebiet etablieren, und auch seitens der Wissenschaftsphilosophie wurde die Medizin als disziplinäres Feld lange nur stiefmütterlich behandelt. Zwar gibt es eine Reihe älterer Überblicksdarstellungen, und gerade in jüngster Zeit sind einige Handbücher und Einführungen erschienen, aber Medizinphilosophie existiert erst seit kurzem als eigenständiger Forschungsbereich, obwohl im deutschen Medizinstudium seit 2003 ein »Querschnittsbereich Geschichte, Theorie, Ethik« verankert ist. Die heutige Medizin steht als forschende Wissenschaft wie als klinische Praxis philosophischen Reflexionen eher reserviert gegenüber, sobald diese den Bereich medizin-ethischer Handreichungen übersteigen. Diese Ausgangslage macht eine Einführung einerseits reizvoll, weil ein weitgehend freies Feld bearbeitet werden kann, andererseits problematisch, weil der Gegenstand nicht selbstverständlich ist, also die Aufgabenstellung erst konturiert werden muss.

Die anthropologisch zentrale Stellung der Frage nach Gesundheit und Kranksein darf dabei nicht darüber hinwegtäuschen, dass die Medizin erst in jüngster Zeit ihre alles überragende Vormachtstellung im Umgang mit Gesundheit errungen hat. Auch in westlichen Gesellschaften hatten bis weit ins 19. Jahrhundert nur kleine Teile der Bevölkerung Zugang zu wissenschaftlich ausgebildeten Ärzten, und erst im 20. Jahrhundert avancierte die Medizin zur zentralen Instanz nicht nur für Gesundheitsstörungen, sondern für alle Fragen, die das menschliche Leben als biologisches Phänomen betreffen. Im Zuge dieses Aufstiegs wurde Medizin zur Technik, einzelne Körper zu kontrollieren und Bevölkerungen zu regulieren. Entsprechend wird heute unter dem Stichwort Biopolitik diskutiert, wie Fragen der Gesellschaftsordnung und Prozesse der Subjektivierung zunehmend als biowissenschaftliche Probleme thematisiert und bearbeitet werden. Medizinphilosophie muss also der Spannung zwischen der universalen Frage nach dem Verhältnis von Gesundheit und Kranksein und der historisch-politischen Dynamik der Medizin als Fachwissenschaft gerecht werden. Als Bemühen um die Erhaltung und Wiederherstellung der Gesundheit lässt sich die Aufgabe der Medizin universal formulieren, aber sie hat dabei im Lauf ihrer Geschichte verschiedene Strategien verfolgt und aus je spezifischen Verknüpfungen von Wissen und Technik ihren Gegenstand unterschiedlich geformt. Medizinphilosophie muss deshalb historisch und relfexiv verfahren, ohne ihre fundamentalen Fragen aufzugeben. Weil die Krankheiten mehr als das Kranksein die Sache der Medizin sind, führt die Frage nach dem Gesundwerden und der Gesundheit zur Philosophie.

1.1 Longue durée und Fortschrittsorientierung

In der abendländischen Kultur ist das Philosophieren über Gesundheit in etwa so alt wie die Philosophie selbst. Aussagen zu medizinischen Themen sind schon von den Vorsokratikern belegt: So gehört zu den wenigen von Alkmaion von Kroton aus dem 5. Jahrhundert v. Chr. überlieferten Fragmenten etwa eine Bestimmung von Gesundheit als *Isonomia*.[1] Gesundheit wird hier mit dem damals revolutionären Konzept für ein politisches Gleichgewicht, für eine demokratische Gesellschaftsordnung gefasst und Krankheit ihr als *Monarchia*, als Alleinherrschaft einer der im Körper wirkenden Kräfte gegenübergestellt. Bereits am Beginn der schriftlich verfassten Philosophie steht also eine Vorstellung von Gesundheit als einem dynamischen Gleichgewicht, und dieses Gleichgewicht findet in einem politischen Konzept seinen adäquaten Ausdruck. Medizin ist – so lässt sich aus diesem Befund verallgemeinern – ein Ineinandergreifen von Natur und Kultur. Für das Abendland wurde die Ausarbeitung dieser Gleichgewichtsvorstellung zur sogenannten Viersäftelehre oder Humoralpathologie durch Galen aus Pergamon im zweiten nachchristlichen Jahrhundert besonders folgenreich. Als System antagonistisch wirkender, universaler stofflicher Prinzipien prägte sie Theorien der Medizin bis in die Neuzeit und ihre Praxis bis weit ins 19. Jahrhundert hinein. Ähnliche Gleichgewichtsvorstellungen sind aus vielen anderen Zeiten und Kulturen überliefert, heute wirken sie in alternativmedizinischen Richtungen fort.[2] Aber es hieße, eine moderne Vorstellung von medizinischer Wissenschaft als Theorie auf die Antike zurückzuprojizieren, wenn die Vielschichtigkeit medizinischer Wissenspraktiken hinter dieser Rezeptions- und Transformationslinie der Gleichgewichtslehre ignoriert würde.

Medizinphilosophie muss vielmehr berücksichtigen, welcher Stellenwert und welche Reichweite ganz allgemein Theoretisierungen innerhalb konkreter Formen von Medizin zugesprochen wurden, damit die Vielfalt medizinischer, wissensbasierter Praktiken nicht vorschnell auf Theorie bzw. auf Theorien eines bestimmten Typs oder spezifischer Leistungsfähigkeit beschränkt wird. Dazu liefert der jüngste Paradigmenwechsel in der Medizin ein markantes Beispiel: Die Einführung der sogenannten evidenzbasierten Medizin (EBM) am Ende des 20. Jahrhunderts bedeutete eine durchgreifende Umstellung der Legitimation medizinischen Handelns von pathophysiologischen Erklärungen des Krankheitsgeschehens auf in klinischen Studien nachgewiesene Wirksamkeit therapeutischer Interventionen – ein erneuter radikaler Richtungswechsel im alten Streit um das Primat von therapeutischer Empirie oder theoretischem Wissen. Im Sinne des Erklärungsanspruchs der Pathophysiologie, wie sie als Leittheorie der wissenschaftlichen Medizin vor allem im 20. Jahrhundert etabliert worden war, stellt die EBM keine überzeugende Theorie dar, denn sie evaluiert ihre therapeutischen Strategien nicht am Maßstab physiologischer Erklärungen, sondern anhand statistisch nachgewiesener Wirksamkeit. Aber damit verfährt sie nicht weniger wissenschaftlich, sie hat einen bestimmten Theorietypus gegen ein empirisches Paradigma von Wissenschaftlichkeit ausgetauscht.

Dieser Longue durée eines Widerstreits von Empirie und Theorie über die verschiedenen konkreten Ausprägungsformen von Medizin hinweg steht eine Fixierung der modernen Medizin auf den naturwissenschaftlich-technischen Fortschritt gegenüber. Erst seit der Entstehung und mit der Durchsetzung der laborexperimentellen Forschung im 19. Jahrhundert hat die Medizin ihre Vergangenheit mitsamt deren akkumulierten Wissensspeichern verabschiedet und sich radikal auf eine Zukunft stets neuer Interventionsstrategien ausgerichtet. Ein Beispiel vermag zu illustrieren, welchen epistemischen Bruch diese Transformation darstellte: Der im Jahr 1809 gegründete Lübecker Ärzteverein konzentrierte sich – wie vergleichbare Initiativen seiner Zeit – über ein Jahrhundert darauf, medizinisches Wissen möglichst umfassend und vollständig in einer Bibliothek zu speichern. Am Anfang des 20. Jahrhunderts waren nicht nur zu viele Bücher und Zeitschriften zusammengekommen, um die Einrichtung weiterhin ehrenamtlich zu betreuen. Was dort aufgehäuft war, bildete in einem nun radikal gewandelten Verständnis medizinischer Wissenschaft nicht mehr den medizinischen Wissensschatz aller Zeiten ab, sondern war – bis auf wenige Neuzugänge – nur noch eine Sammlung veralteter Anschauungen, weswegen die Bibliothek an die Stadt abgegeben wurde. Viele medizinische Fach- und Zweigbibliotheken sind inzwischen denselben Weg gegangen und heute zu Lieferdiensten für aktuelle Publikationen in elektronischer Form geworden. In wenigen anderen wissenschaftlichen Feldern besteht ein ähnlich hoher Innovationsdruck, gelten Theorien und Interventionsstrategien binnen weniger Jahre als überholt.[3] In der Musik mag eine historische Aufführungspraxis ihren besonderen Wert haben, im Operationssaal oder auf dem Zahnarztstuhl würde sie zur strafbaren Körperverletzung, denn ärztliches Handeln muss den aktuell anerkannten »Regeln der ärztlichen Kunst« (Sozialgesetzbuch V, § 28, Abs. 1) folgen. Hier vollziehen sich ausgesprochen komplexe Prozesse soziotechnischer Innovation und wissenschaftlich-epistemischer Transformation, in deren Folge die Medizin vergangener Tage nur noch als überwundene Medizin vorstellbar ist. Auch ihre gegenwärtige Form ist davon nicht ausgenommen. Medizin ist nicht im Besitz endgültiger Wahrheiten, sondern begreift sich stets nur als Vorstufe noch besserer Handlungsmöglichkeiten. Seit hundertfünfzig Jahren ist Medizin als Wissenschaft mit einem Versprechen für die Zukunft besetzt.

1.2 Die relativistische Distanz der Medizinphilosophie und der Realismus der Medizin

Diese Umorientierung steht in unmittelbarem Zusammenhang mit der therapeutischen Neuausrichtung der Medizin am Ideal einer technisch-praktischen Beherrschung von Krankheiten anstelle einer möglichst günstigen Beeinflussung und Lenkung natürlicher Krankheitsverläufe.[4] Die Fortschrittsorientierung, wie sie die Gegenwart medizinischen Handelns durchdringt und bestimmt, stellt für einen methodischen Relativismus, der sich insbesondere in der Historischen Epistemologie als fruchtbar erwiesen hat und heute die Kulturwissenschaften dominiert, eine besondere Herausforderung dar. Das positivistische Selbstverständnis der Medizin und ihre Methoden-Adhärenz weitgehend ohne theoretisches Bewusstsein müssen als wissenschaftlicher Realismus ernst genommen werden, ohne damit dessen epistemische und ontologische Voraussetzungen ungeprüft zu übernehmen. Denn das hieße, die aktuelle Form von wissenschaftlichen Problembeschreibungen, medizinischen Therapieverfahren und Gesundheitstechniken mit dem Gegenstand, also Gesundheit und Kranksein als Phänomenbereiche philosophisch-theoretischer Reflexion, zu verwechseln. Gerade die Dynamik und Fortschrittsorientierung der modernen Medizin verlangen von der Medizinphilosophie kritische Distanz zur gegenwärtigen Praxis, damit diese Spannung nicht aus dem Blick gerät.

Medizinische Theorien stehen in besonders enger Wechselwirkung zu je spezifischen Wissenschaftskulturen, aber sie beziehen sich zugleich auf menschliche Grunderfahrungen, denen sie eine zeitspezifische konkrete Fassung geben. Diese Spannung wird noch dadurch zugespitzt, dass die Medizin ihre Wirklichkeitsbeschreibungen zwar beinahe täglich revidiert, aber ihren Wirklichkeitskonstruktionen zugleich den Status objektiver, ahistorischer Naturtatsachen zuspricht. Die neuesten Entdeckungen medizinischer Wirkmechanismen oder regulatorischer Genprodukte mögen gestern noch unbekannt gewesen sein, aber als Naturtatsachen sollen sie schon bestanden haben, obwohl sie vielleicht bereits morgen anders begriffen werden. Selbst sogenannte Zivilisationskrankheiten wie Adipositas oder Störungen der sozialen Integration wie das Aufmerksamkeitsdefizit-Hyperaktivitätssyndrom (ADHS) konzeptualisiert die Medizin heute typischerweise als zwar sozial vermittelte und sozialpolitisch relevante, aber der Sache nach biologisch-organische Naturtatsachen.

Nirgendwo greift moderne Naturforschung so konkret und unmittelbar in die Bedingungen menschlichen Lebens ein wie in der Medizin und den mit ihr verschränkten Biowissenschaften. Medizin verändert die Vorstellungen davon, was menschliches Leben ist, und stellt vielfältige, bis vor Kurzem noch undenkbare Interventionsmöglichkeiten bereit. Intensivmedizin und Organtransplantation haben den Tod zu einem medizinisch neu zu definierenden Problem werden lassen. Die Reproduktionsmedizin verändert die Bedingungen von Elternschaft und Generativität. Genetische Tests identifizieren latente Krankheitsdispositionen und machen aus Gesunden Patienten im Wartestand. Die Ausdifferenzierung medizinischer Möglichkeiten provoziert die Frage, ob neben der Therapie bestehender Leiden auch die Verbesserung natürlicher Anlagen als *Enhancement* legitimerweise Ziel ärztlichen Handels sei. Für nahezu alle Fragen nach dem menschlichen Leben scheint heute die Medizin zuständig. Diese wenigen Stichworte genügen, um den Aktionsradius von Medizin und Biowissenschaften zu skizzieren, die im Namen einer objektiven Naturforschung massiv die Lebensbedingungen in der modernen Welt transformieren. Damit erweist sich einmal mehr, dass die Dichotomie von Natur und Kultur eine problematische Erfindung der Moderne darstellt, deren Folgewirkungen nur schwer zu beherrschen sind (Latour 1995). Die westliche Medizin war ungemein erfolgreich mit dem Projekt einer Naturalisierung aller Krankheitserscheinungen. Deshalb zeigen sich hier die kulturellen Folgen dieses Wissenschaftsprogramms besonders deutlich. Medizin exponiert die Aporien der Natur-Kultur-Dichotomie quasi am eigenen Leibe. Vor diesem Hintergrund thematisiert dieser Band Theorien der Medizin im soziohistorischen Kontext und diskutiert philosophische Implikationen der Medizin nicht wissenschaftsimmanent, sondern im Hinblick auf ihre epistemologischen, kulturhistorischen, biopolitischen und ethischen Dimensionen.

1.3 Medizin als Herausforderung der Philosophie

Medizin ist eine besondere Wissenschaft, denn die Suche nach Erkenntnis ist hier der Hilfe im konkreten Fall untergeordnet. Bei medizinischen Problemen verschränken sich Wissen, menschliches Leben und Leiden im Ausgangspunkt von einem konkreten Einzelfall. Wie in anderen Disziplinen treiben auch bei den Biowissenschaften die theoretische Neugierde und die Suche nach neuen Machbarkeiten die Forschung voran, aber in der Medizin steht die Wissenssuche hinter der Therapiebedürftigkeit erst an zweiter Stelle. Noch vor jeder theoretischen Neugierde sind Schmerz und Leid bzw. die Not ihrer praktischen Beherrschbarkeit der konkrete Ausgangspunkt und Anlass für die Suche nach geeigneten Interventionen, nach übertragbaren Strategien und stabilen Konzepten. Um dieser Besonderheit gerecht zu werden, kann Medizinphilosophie nicht einfach beim medizinischen Wissen und Vorgehen starten. Denn Theorien der Medizin sind nachträgliche Produkte einer therapeutischen Praxis als Antwort auf die Vorgängigkeit menschlichen Leidens, wie der Epistemologe Georges Canguilhem hervorgehoben hat. Er hatte als ausgebildeter Philosoph ein Medizinstudium aufgenommen, nicht um die medizinische Praxis philosophisch zu kritisieren oder aus der Wissenschaftsphilosophie heraus eine bessere Theorie für sie zu entwerfen, sondern »als Einführung in konkrete menschliche Probleme« (Canguilhem 1974: 15). Denn die Philosophie sei eine Form der Reflexion, der jeder fremde Gegenstand guttue und der jeder vertraute Gegenstand fremd sein müsse.

Die folgenden Kapitel zielen darauf, eine in diesem Sinne philosophische Lektüre zur Herausforderung Medizin zu bieten: Am Gegenstandsbereich der Medizin will das Buch aufweisen, wie philosophische Fragen an deren wissenschaftliche Praxis notwendigerweise über das hinausweisen, was als Wissenschaftsphilosophie der Medizin zur Spezialdisziplin geronnen ist. Es geht also um den medizinischen Umgang mit Gesundheit und Kranksein, um ärztliches Handeln und medizinische Theorien. Es geht um die Strukturen, Dynamiken und Effekte medizinischer Vorstellungen in historisch konkreten, soziotechnischen Kontexten. Medizinphilosophie zielt auf eine philosophische Reflexion über die Antworten der Medizin auf die menschliche Grundfrage nach Gesundheit und Kranksein. Das Buch kann keinen philosophischen Grundkurs für Medizinstudierende liefern und will ihnen auch nicht den Weg zu einer ethisch besseren Berufsausübung weisen. Vielmehr sollen die Handlungslogiken, Legitimationsstrategien und epistemischen Dynamiken im medizinischen Feld untersucht werden. Es geht um eine Analyse der Praktiken und Arbeitsweisen, der Denkstile und Wissensformen in der Medizin in ihrer historisch gewordenen und aktuellen Dynamik. Deshalb geht diese Einführung über eine kritische Sichtung der in der klinischen Praxis vorfallenden theoretischen Probleme hinaus, diskutiert die mit diesen Theorien verbundenen Leitvorstellungen in ihren praktischen Konsequenzen (vgl. Ackerknecht 1967) und nimmt fundamentale Fragen auf, die von der herrschenden Biomedizin heute aufgeworfen werden. Ein Bereich bleibt hierbei freilich ausgeklammert, obwohl er in besonderer Weise die philosophische Reflexion herausfordert – die Psychiatrie.[5] Ihre Praxis war und ist zwar vielfach mit der wissenschaftlichen Medizin verschränkt, deren Tendenzen hier diskutiert werden, aber sie wirft Fragen auf, die weit darüber hinausgehen und den Rahmen dieser Einführung sprengen. Einen hervorragenden Überblick gibt Fulford et al. 2013.

1.4 Zum Programm dieser Einführung

Das folgende Kapitel *Wozu Philosophie der Medizin* führt in das hier nur knapp skizzierte Projekt systematisch ein. Das dritte Kapitel *Was ist Gesundheit?* beginnt bei der nur scheinbar selbstverständlichen, aber von der Medizin im Zuge ihrer Aneignung des Körpers inzwischen weitgehend verlorenen Frage nach der Gesundheit. Diese Frage führt philosophisch zur Lebenskunst und zur Utopie eines gesunden Lebens, wie in der Gesundheitsdefinition der WHO ausgeführt. Dem steht in der Medizinphilosophie ein scheinbar rein deskriptiver, objektiver Begriff von Krankheit gegenüber, dessen praktische Probleme sich nicht zuletzt bei den aktuellen Bemühungen um Prävention zeigen. Das vierte Kapitel *Praxeologie* untersucht *Orte ärztlichen Handelns* und setzt in der Antike bei der Konkurrenz der Hippokratiker zu anderen Formen der Heilkunde an. Die zentralen Orte medizinischer Praxis sind erst über grundlegende Transformationen medizinischen Handelns im Laufe der Geschichte entstanden, wie der Weg vom Hospital zum Krankenhaus und der Aufstieg des Labors zum entscheidenden Ort der Wissensproduktion illustrieren. Nur aufgrund der spezifischen Handlungsbedingungen an diesen Orten konnte sich die Medizin ihre heutigen Interventionskompetenzen aneignen. Darauf will eine Medizinethik als Regulierung ihrer Anwendungspraxis antworten, während Philosophie der Medizin darüber hinausgehend die sozialen und politischen Dimensionen medizinischen Wissens als deren Wirklichkeit berücksichtigen muss. Das fünfte Kapitel *Quo vadis Medizin?* diskutiert die rezente Wende zur evidenzbasierten Medizin mit ihrer Problematik der Übertragbarkeit von Daten aus klinischen Studien auf die individuelle ärztliche Praxis. Diesem Trend steht die sogenannte personalisierte Medizin gegenüber, die üblicherweise molekulargenetisch individualisiert und damit in ein doppeltes Spannungsfeld gerät – zum personalen Erleben des Krankseins und zur Logik klinischer Studien. Die wunscherfüllende Medizin und das Enhancement führen zu dem Paradox, dass Individualisierung zugleich soziale Stereotype forciert. Das sechste und letzte Kapitel begreift die aktuellen Trends als verschiedene Optimierungsstrategien und hinterfragt den Problemlösungsperfektionismus der Medizin. Als *Coda über das Scheitern* reflektiert es Medizin im Horizont der Endlichkeit menschlichen Lebens.

2. Wozu Philosophie der Medizin?

2.1 Zur Ausgangslage

Offenbar entzünden sich zu Beginn des 21. Jahrhunderts in postmodernen Industriegesellschaften an medizinischen Praktiken eine ganze Reihe vitaler Diskussionen zu fundamentalen philosophischen Fragen. Das verweist auf die *Inneren Verbindungen zwischen Medizin und Philosophie* (Engelhardt 1980), denn in beiden Fächern stehen das menschliche Wohl und ein gelingendes Leben im Mittelpunkt. Aber trotz der von der Sache her engen Beziehungen zwischen Medizin und Philosophie scheint der Austausch zwischen beiden Fächern über die Jahrhunderte hinweg allenfalls punktuell fruchtbar geworden zu sein, z.B. in der polnischen medizinphilosophischen Schule der Zwischenkriegszeit (Löwy 1990). Lange war Philosophie der Medizin der Name für eine eher randständige Subdisziplin, wo sich Spezialisten der Wissenschaftstheorie mit Experten für medizinische Theoriebildung trafen. In der zweiten Hälfte des 20. Jahrhunderts spezialisierten sich einige Zeitschriften, Forschungsgruppen und Fachkonferenzen auf diesem Gebiet,[6] aber ihre Diskussionen hatten weder auf die klinische Forschung und medizinische Praxis noch auf die Philosophie spürbare Auswirkungen. Mediziner verbitten sich Zurechtweisungen, wenn Philosophinnen ihnen erklären wollen, wie sie ihre Wissenschaft richtig zu verstehen und zu praktizieren haben. Wenn Wissenschaftsphilosophen aus Sorge um Unordnung im Garten der Theorie Vielfalt und Komplexität auf Seiten der Medizin für reformbedürftig halten, gerät der Aufruf zu logischer Strenge und strikter begrifflicher Disziplin zum Plädoyer für die Reinheit philosophischer Glasperlenspiele. Die richtige Medizin für eine unordentliche Praxis kann kaum die Einpassung der Lebenswelt in einen rationalen Schematismus sein. Verwundert fragte man sich dabei, was aus der anthropologischen Frage nach Gesundheit und Kranksein in diesem Spezialdiskurs geworden war. So wurde die Chance verpasst, im Ausgang von der Vielschichtigkeit medizinischer Problemlagen Einsichten in die Maximen medizinischer Praxis zu gewinnen, geschweige denn Aussichten auf eine Philosophie gelingenden Lebens.

Aktuelle Bewegungen auf dem internationalen Buchmarkt geben Anzeichen, dass heute über solche wissenschaftstheoretischen Klarstellungen und über die mit breiter öffentlicher Aufmerksamkeit geführten bioethischen Diskussionen hinaus ein Bedarf besteht für ein kritisches, philosophisches Nachdenken über die gegenwärtige Medizin, über Gesundheit und Kranksein, über alternative Heilmethoden und die Rolle biomedizinisch-lebenswissenschaftlicher Forschung in der Gesellschaft. Vor fünf Jahren konnte man medizinphilosophische Neuerscheinungen grob in drei Gruppen einteilen: erstens Bücher, die mit Philosophie eine theoretische Grundlegung der medizinischen Ethik aus der klinischen Praxis avisieren wie zum Beispiel *The Philosophy and Practice of Medicine and Bioethics* von Barbara Maier und Warren A. Shibles (2011) oder der Sammelband *Philosophy for Medicine: Applications in a Clinical Context* (Evans et al. 2004); zweitens Bücher, die mittels wissenschaftstheoretischer und philosophischer Untersuchungen Medizin auf gut begründete, exakt definierte und klar geordnete Konzepte zu stellen suchen wie Kazem Sadegh-Zadehs monumentales *Handbook of Analytic Philosophy of Medicine* (2015) oder der von Fred Gifford herausgegebene Band *Philosophy of Medicine* im *Handbook of the Philosophy of Science* (2011); sowie drittens schließlich Bücher, die im Sinne der Medical Humanities Annahmen, Ziele und Folgen medizinischer Praxis hinterfragen wie James Marcums *Introductory Philosophy of Medicine: Humanizing Modern Medicine* (2008) oder der Sammelband *Medicine and Society: New Perspectives in Continental Philosophy* (Meacham 2015).

Inzwischen dokumentiert eine ganze Reihe neuer Handbücher und Monographien, dass sich die Medizinphilosophie weiter entfaltet und ausdifferenziert hat. Im Sinne einer Integrated Philosophy and History of Science versteht sie sich nun als ein interdisziplinäres Forschungs- und Reflexionsfeld, das auch Impulse aus der Wissenschaftsforschung, der Medizinischen Anthropologie, den Gender Studies, den Forschungen zu Public Health, Sozialmedizin und Versorgungsforschung aufgreift (Marcum 2017; Schramme/Edwards 2017; Solomon/Simon/Kincaid 2017; Stegenga 2018; Thompsen/Upshur 2018; Broadbent 2019). Parallel dazu haben die Medical Humanities auch in Deutschland Fuß gefasst, und international wurden sie – ganz im Sinne dieser *Einführung* – als kritische Hinterfragung der medizinischen Praxis neu ausgerichtet (Whitehead/Woods 2016).

Innerhalb dieser Richtungen bildet die *Phenomenology of Medicine* einen eigenständigen Reflexionsbereich, der genuin philosophische Fragen an die Wirklichkeit der Medizin heranträgt. In diesem Namen verbinden sich dabei zwei Strömungen, eine deskriptiv-empirische Beschreibung der von der Medizin aufgeworfenen Phänomene und deren transzendentale Hinterfragung im Sinne der philosophischen Phänomenologie. Einerseits geht es um die qualitative Erforschung der psychosozialen Aspekte der mit der modernen Medizin verbundenen Lebensformen, also um die Effekte medizinischer Praktiken auf das Alltagsleben, die Wahrnehmung des Körpers und die Erfahrung von Krankheit. Andererseits knüpfen Autorinnen und Autoren hier an die philosophische Tradition der Phänomenologie von Edmund Husserl über Martin Heidegger bis Maurice Merleau-Ponty und Emmanuel Levinas an, um solche individuellen, psychologischen und soziologischen Phänomene als biomedizinisch und technisch rekonfigurierte Lebensformen und damit als neuen Horizont der Lebenswelt zu rekonstruieren, d.h. als die heute geltenden Bedingungen der Möglichkeit menschlicher Wahrnehmung und Erfahrung (Svenaeus 2001; Toombs 2001; Aho 2018; Svenaeus 2018; Dahl/Falke/Eriksen 2019). Der beiden Richtungen gemeinsame Ausgangspunkt ist die grundlegende Differenz zwischen Krankheit und Kranksein (disease und illness), der auch diesem Buch zugrunde liegt. Es ist dabei alles andere als ein Zufall, dass auf die Differenz zwischen der objektivierten Krankheit als Gegenstand medizinischer Forschung und der subjektiven Wahrnehmung des Krankseins aus der Perspektive der ersten Person und eingebettet in die Sinnhorizonte sozial geteilter Lebenswelten insbesondere von Phänomenologinnen hingewiesen wurde (Carel 2008; Carel/Cooper 2013; Maio 2015) und inzwischen eine feministische Phänomenologie der Medizin entstanden ist (Zeiler/Folkmarson 2014). Ein Wort an dieser Stelle zur Redeweise: Im Sinne des Primats der Epistemologie für die hier vorgelegte Medizinphilosophie wird nicht durchgehend in geschlechtergerechter Sprache formuliert, sondern historisch präzise zwischen Ärzten und Ärztinnen unterschieden, aber ansonsten durch Variation auf Geschlechtervielfalt abgehoben.

Der Gegenstandsbereich der Medizinphilosophie soll in diesem Buch nicht nur um die Perspektive der individuellen Erfahrung einer zunehmend medizinisch definierten Wirklichkeit ergänzt werden. Vielmehr gilt es, gemäß dem transzendentalphilosophischen Anspruch der Phänomenologie die Voraussetzungen von Erfahrung und Wirklichkeit als widersprüchliche Spannungen zwischen beiden Perspektiven auszuloten. Ebenso wichtig wie das Anliegen, die Perspektive der ersten Person in die Medizin einzubringen, ist für eine Wissenschaftsphilosophie der Medizin die Dynamik wissenschaftlicher Begriffe und Theorien im Sinne einer *phenomenology of concepts*,[7] welche die historischen und wissenschaftlichen Voraussetzungen der Medizin kritisch hinterfragt und die sozioepistemischen Effekte ihrer Verfahrensweisen prüft (vgl. Lindemann/Nelson 1999). Damit stellt sich diese Medizinphilosophie in die Tradition eines kantischen Programms der Klärung der Bedingungen der Möglichkeit von Wissen und dessen Historisierung durch Michel Foucault. Zuschnitt und Anspruch sind allerdings bescheidener, weil dieses Buch auf der Basis einer historisch-epistemologischen Analyse primär zur Reflexion anregen will, ohne ein Mandat in Anspruch zu nehmen, der Medizin oder der Gesellschaft, in der diese Medizin praktiziert wird, die Richtung zu weisen. Vielmehr versteht diese Einführung Philosophie als das Projekt, mit theoretischer Reflexion Wirklichkeit zu begreifen.

2.2 Theorie in der Medizin vs. Reflexion auf Medizin

Seit 2010 setzt die Initiative für ein *Philosophicum* für Mediziner an der Universität Würzburg einen Kontrapunkt zum *Physikum* als erstem Abschnitt des medizinischen Staatsexamens: So wichtig eine fundierte Grundausbildung in den Naturwissenschaften auch sei, gehe die bestehende Prüfung mit ihrer einseitigen Ausrichtung doch an der Komplexität des Arztberufs vorbei, für die mit geisteswissenschaftlicher und ethischer Reflexion bereits frühzeitig im Studium sensibilisiert werden müsse. Zugleich erinnert der Name an eine alte Prüfung und damit an eine folgenreiche Umorientierung im Medizinstudium. Denn bis ins 19. Jahrhundert mussten Mediziner (damals hatten in Deutschland nur Männer Zugang zum Medizinstudium) ein *Philosophicum* ablegen, wenn sie das allgemeinbildende Grundstudium an der Universität beenden und in die klinische Ausbildung eintreten wollten. Im Jahr 1861 erließ das Preußische Kultusministerium dann eine neue Prüfungsordnung, mit der erstmals eine Vorprüfung in Naturwissenschaften wie Physiologie, Chemie und Physik abgelegt werden musste. Die Einführung dieser nun *Physicum* genannten Prüfung bedeutete also eine Umorientierung von den Geisteswissenschaften zu den Naturwissenschaften als Grundlage der medizinischen Ausbildung. Spätestens als Abraham Flexner in seinem Report für die Carnegie-Foundation 1910 eine mangelhafte medizinische Ausbildung in den USA konstatierte und zu ihrer Reform eine Übernahme des deutschen Systems empfahl, wie es damals bereits an der amerikanischen Reformuniversität Johns-Hopkins realisiert war,[8] erlangte das Modell einer naturwissenschaftlich fundierten Medizin internationale Geltung.

Wenn heute wieder ein *Philosophicum* angeboten wird, soll damit freilich nicht die naturwissenschaftliche Ausrichtung rückgängig gemacht, sondern vielmehr deren Stellenwert im Hinblick auf die ärztliche Tätigkeit reflektiert werden. Der Ruf nach Philosophie ergeht in der Hoffnung, mit ihrer Hilfe Ordnung in unübersichtliche Wissensbestände und Handlungsanforderungen zu bringen, die verschiedenen an der Medizin beteiligten Wissenschaftszweige besser zu integrieren oder die Praxis bestimmter klinischer, diagnostischer und therapeutischer Verfahren bezogen auf konkrete Fälle ethisch abzuwägen. Von Seiten der etablierten Medizin wird bei der Ethik um Rat angefragt, während man der

Philosophie oft mit Skepsis begegnet: Ihre Diskussionen gelten als abstrakt, abgehoben und nicht auf der Höhe der Zeit angesichts der rasanten Entwicklungen in den Biowissenschaften, kurzum als nicht passend zugeschnitten für die stets drängenden praktischen Aufgaben der Medizin in Diagnostik, Therapie und Prävention. Solchen aktuellen Anforderungen gilt es also gerecht zu werden, ohne dabei eine genuin philosophische Reflexion aus den Augen zu verlieren.

Bereits 1935 fragte der später als Medizinhistoriker berühmt gewordene Karl Eduard Rothschuh: »Brauchen wir in der Medizin Theorie?« Das war als rhetorische Frage gemeint, denn ihm ging es um eine »Begründung ihrer Notwendigkeit in der Gegenwart«, wie der Untertitel des Aufsatzes anzeigte, mit dem Rothschuh die zentralen Thesen seiner Dissertation (Rothschuh 1936) dem breiten Publikum der *Klinischen Wochenschrift* vorstellte. Er führte zwei Gründe an, die noch heute oft als Aufgaben der Philosophie in der Medizin genannt werden. Einerseits sollte Medizintheorie die aus dem Reduktionismus der Naturwissenschaften resultierende Fragmentierung der Medizin in immer weitere Einzelaspekte zu überwinden helfen und zur Synthese einer ganzheitlichen Betrachtung führen. Andererseits wies er der Philosophie die Aufgabe zu, kritische Übersicht und systematische Ordnung zu schaffen:

> »Wir leben in einer suchenden Zeit, deren Fragestellungen nicht mit der Darstellung von einzelwissenschaftlichen Ergebnissen beantwortet werden können. Die Medizin bedarf über ihre speziellen Ergebnisse hinaus einer allgemeinen Theorie, welche dem Arzte Antwort auf seine Fragen und Ruhe in seinem Handeln zu geben vermag. [...] Wir halten es für richtig und wahrscheinlich, daß mit klar durchdachten und scharf disziplinierten Untersuchungen über die theoretischen Grundlagen der Therapie manche Wirrnis der Gegenwart sich als eine Donquichotterie herausstellen würde.« (Rothschuh 1935: 1402 f.)

Eine ganzheitliche Betrachtung gilt bis heute als das entscheidende Desiderat für eine umfassende Theorie der Medizin über die »einzelwissenschaftlichen Ergebnisse« hinaus. Mit dem Schlagwort Ganzheitlichkeit sollen dabei typischerweise gleich zwei Übel der modernen Medizin kuriert werden, ihre Zersplitterung in immer mehr Spezialbereiche und die ihr eigene Reduktion eines multidimensionalen, bio-psycho-sozialen Krankheitserlebens auf einzelne, heute zumeist molekularbiologisch definierte Krankheitsmechanismen. Mit ähnlichem Tenor hat z.B. kürzlich der Physiker und Naturphilosoph Klaus Michael Meyer-Abich (2010) eine Philosophie der Medizin unter dem Titel *Was es bedeutet, gesund zu sein* vorgelegt. Selbstverständlich übersteigt die Frage nach Gesundheit die Medizin und berührt philosophisches Terrain. Aber deswegen darf man von der Philosophie noch keine neue Medizin erwarten. Die lobenswerte Absicht, Gesundheit wieder als philosophisches Thema zu positionieren, gerät sonst allzu leicht unter die Räder der ausdifferenzierten medizinischen Fachdiskussionen, wie Meyer-Abichs Schwierigkeiten zeigen, zu einer stimmigen Diagnose über »die« heutige Medizin zu gelangen. Ihr steht die Suche nach einer ganzheitlichen Medizin dann zu oft nur als vage Formel gegenüber.

Denn obwohl die Diagnose einer reduktionistischen Fragmentierung für das Vorgehen der Medizin bis heute triftig erscheint, entsteht daraus noch keine Aussicht auf Abhilfe. Das wusste schon Rothschuh, der Mitte der 1930er Jahre durchaus mit Ganzheitlichkeit geliebäugelt hatte. Aber als Systematiker verwies er jedwede Sehnsucht nach einer »Gesamtkomposition einer großen Linie« im Sinne einer »philosophischen Medizin« ins Reich einer »Synthese des Rationalen mit dem Irrationalen« (Rothschuh 1935: 1402) – und damit aus dem Bereich der wissenschaftlichen Theoriebildung. Stattdessen konkretisierte er die Funktion der Philosophie in der Medizin als Aufräumarbeit:

»Klar durchdachte und scharf disziplinierte Untersuchungen« sollten Ordnung schaffen in einer als Wirrnis wahrgenommenen therapeutischen Praxis. Damit traf er recht genau, was später die Wissenschaftstheorie als ihr Mandat ergreifen sollte, sofern sie sich überhaupt auf Medizin einließ: Als »Liebhaber guter Wissenschaft« wollten Wissenschaftsphilosophen der schlechten medizinischen Praxis ein im Lichte ihrer Wissenschaftslehre theoretisch gut begründetes Ideal entgegensetzen – selbst noch im Wissen um die Vergeblichkeit solcher Bemühungen, wie Friedrich Kambartel einmal mit feiner Selbstironie festhielt.[9] Entsprechend gibt es von Seiten der Wissenschaftsphilosophie z.B. detaillierte Analysen zur Logik medizinischer Forschung oder zur Vielschichtigkeit des Krankheitsbegriffs (Schaffner 1993; Schramme 2012; Hucklenbroich/Buyx 2013). Wenn das Aufgabenfeld medizinphilosophischer Analysen in dieser Weise abgesteckt wird, entstehen daraus konkrete Aufgaben für eine Philosophie in der Medizin: Hier werden der wissenschaftsphilosophische Methodenapparat, ihre aufklärerischen Traditionen und die Analyseinstrumente der Wissenschaftstheorie mobilisiert, um innerhalb der Medizin Probleme zu präzisieren, Begriffe wissenschaftlich zu definieren oder methodische Inkonsistenzen freizulegen.

Hinter der unbezweifelbaren Relevanz der dabei verhandelten Fragestellungen gerät dann leicht außer Acht, dass Philosophie so zwar durchaus in kritischer Absicht in Bezug auf bestimmte medizinische Praktiken bemüht wird, aber der Funktionszusammenhang der Medizin und vor allem ihre Rolle in der Gesellschaft nicht weiter als philosophisch zu reflektierende Phänomene wahrgenommen werden. Medizinphilosophie sollte sich nicht von vornherein auf eine solche Anwendung ihrer kritischen Kompetenz innerhalb der Medizin beschränken, sondern Aufgabenstellung, Arbeitsteilung und Problemzuschnitt zum Gegenstand der Reflexion machen. Über die systematische, fachinterne Klärung medizinisch-theoretischer Problemlagen hinaus umfasst Medizinphilosophie auch die Reflexion auf Weltbild und Wirklichkeit der Medizin in der Gesellschaft. Wenn Medizinphilosophie sich mit wissenschaftstheoretischen Reflexionen begnügt, lässt sie die Chance verstreichen, Medizin als Herausforderung der Philosophie zu begreifen. Denn der Bereich Medizin umfasst ein komplexes Ensemble wissenschaftlich angeleiteter, technisch vermittelter und soziopolitisch höchst effektvoller Praktiken und wird damit zum Probierstein einer zeitgemäßen Wissenschaftsphilosophie.

Die Sehnsucht nach einer vermeintlich verlorenen Ganzheitlichkeit und die Utopien einer lebensweltlich sinnvollen Gesundheitsvorsorge, wie sie hier am Beispiel von Rothschuhs Zitat und Meyer-Abichs Buch nur kurz angedeutet wurden, unterstreichen, wie unangefochten die modernen Biowissenschaften inzwischen in dem Sinne zu Lebenswissenschaften geworden sind, dass in ihnen entschieden wird, was Leben der Sache nach ist, in welchen Formen und Strukturen es organisiert ist bzw. welche Funktionen und Interaktionen Leben regulieren, steuern und sich entwickeln lassen – kurz: welcher »Natur« es wahrhaft ist. Im Unterschied zu Experten des Rechts, des Geldes oder der Erziehung agieren Ärztinnen und Ärzte in einem professionellen Kompetenzbereich, der wesentlich dadurch ausgezeichnet ist, dass die Gesellschaft auch noch die Entscheidung darüber, was überhaupt in diesen Bereich gehört, weitgehend der Medizin überantwortet hat (Freidson 1970; Pippin 1996). Weil biomedizinische Forschung das menschliche Selbstverhältnis tangiert, die menschliche Natur zum Gegenstand hat, kaum einen Lebensbereich nicht affiziert und die Gesellschaft als Ganzes verändert, hängt menschliches Leben heute wesentlich von einem angemessenen Verständnis dieser Forschungspraxis und vom richtigen Umgang mit den aus dieser Forschung resultierenden komplexen medizinisch-technischen Interventionen ab.

Stichworte wie Pränataldiagnostik, künstliche Befruchtung, Intensivmedizin, Organersatz, Enhancement, Lebensverlängerung genügen, um anzudeuten, wie radikal Medizin heute in die biologischen Grundtatsachen des menschlichen Lebens und damit in die Gesellschaft insgesamt eingreift. Weil biologisches Wissen das Leben jedes Einzelnen bis in dessen molekulare Grundbausteine erfasst und medizinische Handlungsoptionen längst alle Lebensbereiche durchdringen, lassen sich die Fragen nach einem angemessenen Verständnis des Lebens und einem richtigen Umgang mit medizinischen Optionen weder nach allgemeinen ethischen Prinzipien entscheiden, noch allein auf dem Boden biowissenschaftlicher Wirklichkeitskonstrukte klären oder entlang der individuell erfahrenen Wirklichkeit bewältigen.

Angesichts der damit verbundenen und rasant wachsenden Herausforderungen ist es kaum verwunderlich, dass in allen westlichen Gesellschaften die Medizin- und Bioethik eine massive Konjunktur durchlaufen hat. Lokale und nationale Ethikkommissionen sind fest vorgeschriebene Beratungsinstitutionen zur Legitimierung medizinischer Forschung. In starkem Kontrast zur geringen Institutionalisierung der Medizinphilosophie entstand in den letzten drei Jahrzehnten weltweit ein dichtes Netz an Fachinstituten und Einrichtungen, die den ethischen Fragen und Implikationen medizinischer Forschung nachgehen. Entsprechend groß sind die Hoffnungen und Erwartungen an die Medizin- und Bioethik, Maximen und Strategien zur Lösung der aus Forschung, Technik und Praxis resultierenden Probleme bereitstellen zu können. Inzwischen liegt zu nahezu allen medizinischen Gebieten, insbesondere zur Reproduktionsmedizin, genetischen Diagnostik, invasiven Therapie und zur Sterbebegleitung, umfangreiche Literatur vor, während wissenschaftstheoretische Diskussionen zur Medizin weitgehend auf einen kleinen Expertenbereich beschränkt blieben.

Das nunmehr aufkeimende Interesse für philosophische Analysen zur Medizin zeigt an, dass diese Arbeitsteilung zwischen einer vorwärtstreibenden biowissenschaftlichen Forschung und der medizinethischen Anpassung ihrer Ergebnisse an gesellschaftliche Rahmenbedingungen den Herausforderungen seitens Medizin und Biowissenschaften nicht gerecht wird. Vielmehr bestimmen gerade die Verschränkung dieser Perspektiven und die daraus resultierenden Verwicklungen den Gegenstandsbereich der Medizinphilosophie. Wenn das Leben nicht mehr selbstverständlich von der Hand geht, weil die Medizin es sich allzu selbstverständlich technisch aneignet, finden sich Menschen vor Fragen und Probleme gestellt, die nach philosophischen Antworten verlangen. Dazu gehören die großen existenziellen Fragen von Gesundheit und Kranksein, Geburt und Tod ebenso wie die Frage danach, wie die eigene Natur sich zu der von anderen Menschen, Tieren, Pflanzen, unbelebten Dingen, technischen Artefakten und kulturellen Institutionen verhält. Diese Fragen sind nicht neu, müssen aber offenbar immer wieder neu gestellt werden, weil die Welt sich verändert und bislang gültige Antworten deshalb immer wieder hinterfragt werden müssen.

2.3 Medizin als Modellfeld der Wissenschaftsphilosophie

Es war die zeitspezifische Situation gewesen, die Rothschuh 1935 zu seinen Überlegungen zur Notwendigkeit von Theorie in der Medizin inspiriert hatte. Einer der Anknüpfungspunkte für seinen Artikel war die neue Biopolitik des NS-Regimes, weil diese »mit Recht das Gemeinschaftswohl als den höheren Wert über das Wohl des Einzelnen« gesetzt habe, wie Rothschuh gutgläubig schrieb:

»Theoretisieren mag Luxus sein in Zeiten, wo die theoretischen Gegensätze für die medizinische Wissenschaft belanglos sind. Werden sie entscheidend, ja wirken sie sich über den Rahmen der Wissenschaft hinaus im Verhältnis von Arzt und Volk aus, dann wird sie zur elementaren Notwendigkeit, so steht es heute.« (Rothschuh 1935: 1403 f.)[10]

Das war im Hinblick auf das vom nationalsozialistischen Regime verabschiedete, aber schon in der Weimarer Republik vorbereitete sogenannte »Gesetz zur Verhütung erbkranken Nachwuchses« gesagt, das den Vorrang der »Volksgesundheit« vor dem ärztlichen Nicht-Schadensgebot fixierte und damit den Ausgangspunkt für die mörderische Biopolitik des Nationalsozialismus markiert. Weil Theorien der Medizin im 20. Jahrhundert zur Legitimation einer menschenverachtenden Politik im Namen einer Gesundheit der Bevölkerung benutzt wurden, muss die philosophische Reflexion eine andere Distanz zur Medizin einnehmen, als dies Rothschuh in seinem Glauben an medizinische Wissenschaft für ausreichend gehalten hat.

Einen wichtigen methodischen Ansatz dazu liefert eine Philosophie wissenschaftlicher Praxis, die ebenfalls 1935 vorgestellt wurde, aber die theoretische Aufgabe mit historischen, soziologischen und psychologischen Zugangsweisen angeht. Während die Wissenschaftsphilosophie typischerweise die klassischen Naturwissenschaften und allen voran die Physik zum modellbildenden Gegenstand genommen hatte, wählte Ludwik Fleck ausgerechnet die Medizin als Demonstrationsbeispiel seiner empirischen Erkenntnistheorie. Fleck war selbst Mediziner und wie Rothschuh hat auch er seine Theorie in der *Klinischen Wochenschrift* vorgestellt (vgl. Fleck 2011). Wenige Wochen vor Rothschuhs Reflexionen über Theorie in der Medizin war dort Flecks Aufsatz »Zur Frage der Grundlagen der medizinischen Erkenntnis« erschienen (Fleck 1935), in dem auch er sein erstes Buch einem größeren Publikum bekannt machte – die ebenfalls 1935 erschienene und heute in der Wissenschaftsforschung kanonisch gewordene Studie *Entstehung und Entwicklung einer wissenschaftlichen Tatsache* (Fleck 1980). Im Unterschied zu Rothschuh ging es Fleck nicht um eine Freilegung der theoretischen Voraussetzungen der Medizin mit dem Ziel, deren Wissenschaftlichkeit und Praxis zu verbessern. Fleck sah in der Medizin vielmehr ein besonders geeignetes Beispiel, um allgemein die Funktionsweise von Wissenschaft aus der Empirie wissenschaftlichen Handelns heraus zu erklären: Schon wissenschaftliches Beobachten sei keineswegs eine rein passive Deskription einer vorfindlichen Wirklichkeit, sondern ein ordnendes Herausheben von durch gerichtete Aufmerksamkeit als relevant erachteten Strukturen, das sich in steigendem Maße den Möglichkeiten technischer Zurichtung verdanke und immer auf dem Boden kollektiv geteilter Leitvorstellungen geschehe.

Diese Theorie veranschaulichte Fleck anhand der Geschichte anatomischer Abbildungen: Er kontrastierte mittelalterliche Darstellungen des menschlichen Körpers, die er als Sinnbilder der damaligen Körperauffassung beschrieb, mit den auf die moderne Organvorstellung reduzierten Strukturbildern seiner Zeit. Erst dieser neue Typus lasse das Ideal einer naturgetreuen Form erkennen, aber darin drücke sich genauso ein spezifischer, kollektiv vermittelter Denkstil aus wie in den aus moderner Sicht mehr assoziativen Darstellungen vorangegangener Zeiten: »In den Naturwissenschaften gibt es gleich wie in der Kunst und im Leben keine andere Naturtreue als die Kulturtreue.« (Fleck 1980: 48) Wissenschaft wird nach Fleck immer auf dem Boden konkreter technischer Möglichkeiten, kultureller Leitvorstellungen und historischer Erfahrungen als ein gemeinschaftliches Unternehmen betrieben, auch wenn die Produkte dieser Arbeit durch die jeweiligen Theorien als objektives Wissen gerechtfertigt werden. Entdecken und Erfinden lassen sich nicht radikal voneinander trennen, sondern sind ineinander verschränkt; Tatsachen haben eine Entstehungs- und Entwicklungsgeschichte, wie schon der Titel von Flecks Buch als These exponierte. Seine *Einführung in die Lehre vom Denkstil und Denkkollektiv* demonstrierte, dass wissenschaftliche Tatsachen immer auch als Tat-Sachen, als Ergebnisse technisch vermittelter menschlicher Handlungen auf dem Boden kultureller Praktiken und historischer Erfahrungen begriffen werden müssen.

Die »Geschichte des medizinischen Denkens [...] im Zusammenhang einer allgemeinen Kulturbewegung« zu betrachten passte 1935 durchaus in den »neuen deutschen ›Denkstil‹« des Nationalsozialismus. Allerdings fügte der Rezensent von Flecks Buch in seiner Besprechung in der *Klinischen Wochenschrift* sofort hinzu, dass eine solche Perspektive »von dieser Seite ein wenig unerwarteter Weise« eröffnet werde, und beflissentlich geißelte er Flecks Ausführungen zum Denkkollektiv als Nivellierung »echter Gemeinschaft deutscher Persönlichkeiten« zu einem »Kollektiv russischer Auffassung«.[11] Fleck überlebte die NS-Zeit nur mit Glück, weil er mit seinem serologischen Spezialwissen für die Nationalsozialisten noch als Häftling im Konzentrationslager unersetzlich war. Im NS-Deutschland kam es zu keiner intensiveren Auseinandersetzung mit Flecks Anschauungen. Er hatte sein Manuskript zwar noch an Moritz Schlick geschickt, um die Aufmerksamkeit des Wiener Kreises, also der Keimzelle der modernen Wissenschaftsphilosophie zu gewinnen, aber auch dort erzeugte sein Buch zunächst keine weitere Resonanz. Erst nachdem Thomas Kuhn im Vorwort von *Die Struktur wissenschaftlicher Revolutionen* auf die konzeptionelle Verwandtschaft seines Paradigmen-Begriffs mit Flecks Denkstil-Lehre hingewiesen hatte (Kuhn 1976: 8), begann eine intensive Rezeption seiner Theorie. Heute gilt Flecks Analyse der konstruktiven und konkreten

Transformationsprozesse in den Wissenschaften als das Fundament einer Historischen Epistemologie (Rheinberger 2007).

2.4 Krankheit, Kultur und Kritik

Die Vorstellung, dass Krankheitskonzepte kulturgebunden sind, ist zunächst einmal wenig revolutionär. Während zu früheren Zeiten vielleicht eine Besessenheit durch einen Dämon oder ein schuldhaftes Fehlverhalten als Krankheitsursache galten, wird heute z.B. diskutiert, ob Gebäude aufgrund von Schadstoffen in der Raumluft ein eigenständiges Krankheitsbild hervorrufen können. Auch die massiven Steigerungsraten bei der Diagnose einer Aufmerksamkeitsstörung sind nur durch eine Wechselwirkung zwischen verstärktem Anpassungsdruck, vermehrter Kontrolle, intensivierter öffentlicher Aufmerksamkeit und der Verfügbarkeit einer einfachen pharmakologischen Intervention zu erklären. Wenn heute ein Zappelphilipp-Verhalten zum Krankheitsbild des Aufmerksamkeitsdefizit-/Hyperaktivitätssyndroms (ADHS) medikalisiert worden ist, erweist sich ADHS selbstverständlich als sozial konstruiert, denn wie sollte es anders als Krankheitsbild statuiert worden sein? Zu dieser sozialen Konstruktion gehört, dass die Erklärungsmodelle dabei stark auf neuro- und entwicklungsbiologische Grundlagen Bezug nehmen und ADHS als Störung im Gehirn festmachen, während psychologische und soziale Erklärungsmodelle weitgehend ausgeblendet werden. Wichtiger als der Streit um soziale Konstruktion versus objektive naturwissenschaftliche Aufklärung ist deshalb die Frage, wie sich die Realität eines familiären, schulischen, sozialen Problems dadurch ändert, dass es medizinisch als Krankheit klassifiziert, neurobiologisch im Gehirn lokalisiert und dadurch gesellschaftlich als eine biophysiologische Störung begriffen wird.

Man mag das Beispiel für einen zeittypischen Sonderfall halten, dem auf der anderen Seite des Spektrums scheinbar zeitlos gültige, weil eindeutig biologische Krankheitserscheinungen wie eine offene Fraktur oder ein Herzanfall gegenüberstehen, deren Natur zwar möglicherweise weiter aufgeklärt, deren objektive Existenz jedoch kaum sinnvoll historisch relativiert werden könne. Gerade hier führt Flecks Beispiel der Anatomie weiter, indem es auf die Kulturgebundenheit der Natur des menschlichen Körpers verweist: Welche Aspekte der Natur jeweils ins Zentrum der medizinisch-wissenschaftlichen Aufmerksamkeit rücken, ist von vielen Faktoren abhängig, aber diese Aufmerksamkeit wirkt auf die Richtung der weiteren Forschung und damit auf die Konturierung der Krankheiten als naturwissenschaftliche Tatsachen und die jeweils favorisierten Therapien. Eine Zeit lang schien es aus wissenschaftlichen Gründen gefährlich, den Bruch eines Röhrenknochens mittels eines mitten durch das ihn ernährende Knochenmark führenden Nagels schienen zu wollen; heute ist dies ein anerkanntes Verfahren. Aus dem Herzanfall ist längst ein Herzinfarkt geworden, und anstelle des vormals zum Auslöser dieser »Managerkrankheit« konzeptualisierten Stresses konzentriert sich die heutige molekularbiologische Forschung bei der Ursachenforschung auf genetische Dispositionen. Auch an diesen scheinbar rein biologischen Phänomenen lässt sich also leicht erweisen, auf welche Weise sie kulturell vermittelt sind. Dabei kann es nicht darum gehen, überzogene Theorien eines kulturellen Relativismus wiederzubeleben; nichts wäre falscher als die Aussage, eine Krankheit sei »nur« soziale Konstruktion. Nicht der Konstruktionscharakter ist das Problem moderner Wissenschaft, sondern eine Epistemologie, die weiterhin an einer Vorstellung von Forschung festhält, die zeitlose Naturtatsachen bloß »entdeckt« und »feststellt«, obwohl in der laborexperimentellen Forschung kaum etwas schneller veraltet als die neuesten

Tatsachen – eben weil sie immer auch das Resultat menschlicher Handlungen und gesellschaftlich vermittelter Wirklichkeitsvorstellungen sind.

Sicherlich unterscheiden sich Krankheiten hinsichtlich der Verschränkung von sozialen Zuschreibungen und biologischen Befunden. Außerdem unterliegen soziale Zuschreibungen anderen Transformationsprozessen als medizinisch-biologische Tatsachen. Aber Flecks zentrale und bis heute gültige Einsicht war, dass gerade wissenschaftliche Tatsachen kulturell geformt sind. Biomedizinische Forschung gibt nicht nur immer genauere Auskunft über die Natur des Menschen, sondern sie greift in die Auseinandersetzungen darüber ein, was überhaupt zur Natur des Menschen gezählt werden kann und wie diese »Natur« am besten zu beschreiben ist. Dabei folgt sie einer naturalisierten Epistemologie naturwissenschaftlicher Aufklärung und ist in diesem Sinne zur Biomedizin geworden (zur Begriffsgeschichte vgl. 4.5). Weil biomedizinische Forschung immer wieder die Grenze zwischen Natur und Kultur neu justiert, zeigt sich hier in besonderer Weise, dass diese Grenzziehung selbst ein problematisches Fundament unserer Wissenschaftskultur markiert (Latour 1995). Nicht allein die Bereitstellung neuer medizinischer Interventionen bzw. deren Erfolg oder Scheitern stellt Menschen vor neue Aussichten. Biomedizinische Forschung entscheidet im Lichte ihrer naturalisierenden Forschungsagenda, was als empirisches Problem in die Experimentalpraxis aufgenommen wird und in welcher Form morgen menschliches Leben begriffen und behandelbar wird.

Man könnte nun meinen, dass mit Flecks Mobilisierung der Wissenschaftssoziologie für eine Erkenntnistheorie am Leitfaden medizinischer Wissenschaftspraxis jedweder philosophische Anspruch auf Kritik aufgegeben sei, weil letztlich alles als Ergebnis konkreter, wenngleich komplexer historischer Prozesse beschrieben wird. Denn damit sind auch die Rationalitätsideale der Wissenschaftsphilosophie einer kollektiven Anerkennungspraxis als ihrem historischen Apriori untergeordnet. Im Gegensatz dazu wollte Wissenschaftstheorie die Medizin auf logische Inkonsistenzen in ihrer Theoriebildung hinweisen und mit präzisen analytischen Kategorien zweideutige diagnostische Kriterien oder widersprüchliche klinische Strategien als »Wirrnis der Gegenwart« hinterfragen, wie schon Rothschuh geschrieben hatte. Aber solche Untersuchungen liefern nicht viel mehr als philosophisch-theoretische Analysen, deren Ergebnisse von der Medizin auf dem Boden konkurrierender Handlungsstrategien oder widerstreitender Denkstile bestritten werden können.

Flecks Theorie hingegen eröffnet Perspektiven, um insbesondere auch eine solche Ignoranz auf ihre systemrationalen Wurzeln und systemsprengenden Effekte hin zu analysieren – und dadurch die wissenschaftliche Praxis im Wettstreit der Fakultäten und im öffentlichen Diskurs einer Kritik zugänglich zu machen. Bei der aktuellen Durchsetzung der evidenzbasierten Medizin z.B. lässt sich mit Fleck beobachten, wie dieser neue Denkstil von verschiedenen Akteuren wie Kliniken, Methodikern, Statistikerinnen, Ärzteverbünden, Gesundheitsversorgern, Versicherungen, Politikerinnen etc. mit unterschiedlichen Motiven vorangetrieben wurde, wobei wissenschaftstheoretische Überlegungen allenfalls eine untergeordnete Rolle spielten. Aber im Zuge dieser Transformation der Medizin bekamen wissenschaftsphilosophische Analysen neues Gewicht, wie man am Aufstieg der Medizinphilosophie ablesen kann. Anstatt Medizin am Maßstab der logischen Rationalität stabilisierter Theorien zu messen, stellen Historische Epistemologie und Wissenschaftsforschung Instrumente bereit, um die Dynamik und Wirkmächtigkeit konkreter medizinischer Anschauungen, Leitvorstellungen und Strategien empirisch-historisch zu analysieren. Hier zeigt sich das mit Fleck gewonnene Potenzial einer Erweiterung der Wissenschaftsphilosophie zur philosophisch fundierten Kritik.

2.5 Leben im Horizont der Lebenswissenschaften

Im Namen einer naturalisierten Epistemologie entwirft biomedizinische Forschung eine permanente Transformation der Wirklichkeit mit dem Ziel naturwissenschaftlicher Aufklärung im Lichte der jeweils rezenten Forschungsergebnisse. Aber anders als in anderen Zweigen technisch aufwändiger und theoretisch komplexer Forschung bleiben hier die Entwicklungen und Ergebnisse nicht esoterisches Spezialwissen, sondern wirken aufgrund der vielfältigen Verflechtung der modernen Medizin mit der Gesellschaft und nicht zuletzt dank der solidarischen Finanzierung des Gesundheitssystems in Deutschland und anderen westlichen Ländern in alle Bereiche der Gesellschaft bzw. unmittelbar ins Leben ihrer Mitglieder. Ein aktuelles Beispiel veranschaulicht diese Wechselwirkungen. »Burnout« mag ein in der gegenwärtigen Krankheitsklassifikation medizinisch noch nicht anerkanntes, sondern nur öffentlich intensiv diskutiertes Konstrukt sein, aber schon jetzt zeichnet sich ab, dass die medizinische Wissenschaft über hinreichend wirkmächtige Forschungsoptionen verfügt, um Burnout mit biowissenschaftlich nachweisbaren Alterationen, mit Veränderungen der Gehirnaktivität oder auch mit genetischen Prädispositionen ins Verhältnis zu setzen und auf diese Weise mit einem objektivierten Krankheitswert zu versehen.

Was wäre mit einer solchen Naturalisierung und Objektivierung dieses Störungsbildes gewonnen? Ist damit wirklich eine neue Krankheit im Dickicht unerklärter Störungen gefunden – oder haben die kollektiven Mechanismen bei der Entstehung und

Entwicklung einer wissenschaftlichen Tatsache hier etwas zu einer Krankheit gemacht, das keine Krankheitseinheit wie z.B. Scharlach ist? Denn immerhin könnte sich herausstellen, dass Burnout nicht als eigenständiges Krankheitsbild, sondern als Risikofaktor für andere psychische Störungen stabilisiert wird. Fleck zeigt, dass diese Frage falsch gestellt ist, weil sie eine Alternative voraussetzt, die epistemologisch nicht besteht. Damit werden wir aber gerade nicht zu Gefangenen der herrschenden Weltanschauung, sondern wir befreien uns aus der naiven Vorstellung, Naturforschung sei ohne eine Veränderung des Naturverhältnisses zu haben. Burnout ist kein so kulturinvariantes Krankheitsereignis wie eine offene Fraktur, deswegen lässt sich an diesem Beispiel erläutern, wie bereits die Vorstellung einer kulturinvarianten objektiven Natur an der Wirklichkeit von Krankheitsbildern vorbeiläuft. Vielleicht werden wir in Zukunft in einer Welt leben, zu der ein objektiviertes, nämlich neurophysiologisch, neuroendokrinologisch oder molekulargenetisch beschriebenes Syndrom Burnout gehört. Flecks Analyse dieser Herstellungsprozesse stellt also Werkzeuge für eine Aufklärung der Gesellschaft über die Dynamik ihrer Wissenschaft bereit und zeigt damit, dass Medizinphilosophie nicht nur die jeweils anerkannten Theorien der Medizin analysieren, sondern auch das breite Spektrum divergierender Konzeptionen in der Medizin im Auge behalten muss. Damit kann sie z.B. auf die jeweils unterschiedlichen Effekte aufmerksam machen, ob Medizin als Beratungskunst, als geschickte Empirie, als integrative Wissenschaft, als Naturwissenschaft, als Handlungswissenschaft oder als vermeintlich theoriefreies Problemlösen realisiert wird.

Lange Zeit galt Medizin als mindere, weil praktische Wissenschaft, als Systematisierung von oft zufällig gefundenem, pragmatisch-empirischen Wissen oder als bloße Anwendung von Theorien aus der naturwissenschaftlich-experimentellen Forschung. Dem stand die Ansicht gegenüber, dass wahre Heilkunde eine Kunst sei, die sich auf ihre antike Kategorisierung als *ars* bzw. *techne* berufen konnte (Delkeskamp-Hayes/Cutter 1993). Ohne Zweifel kommt dem geschickten Können beim einzelnen Leidensfall in der Medizin eine besondere Rolle zu, während Naturwissenschaften nach allgemeinen Erklärungen suchen. Entsprechend plädierte z.B. der Chirurg Ferdinand Sauerbruch in den 1920er Jahren gegen die Suche nach »dem goldenen Zeitalter exakter Naturwissenschaft« und für die Besinnung der Medizin auf ihre Rolle als Heilkunst.[12] Hinter solchen Diskussionen steht die Vorstellung, es gäbe ein überzeitliches Wesen der Medizin, sei es als Kunst, als Naturwissenschaft oder als Handlungswissenschaft. Diese Vorstellung steht im Widerspruch zur historischen wie gegenwärtigen Vielgestaltigkeit medizinischer Praxis. Diese *Medizinphilosophie* betreibt deshalb nicht das Projekt einer endgültigen Klärung, was Medizin eigentlich sei, sondern zielt darauf, vor dem Hintergrund ihrer historischen Vielfalt der dynamischen Wirklichkeit der Medizin theoretisch gerecht zu werden.

Die Frage nach der richtigen Theorie für wissenschaftliche Praxis wird inzwischen nicht nur in der Medizin diskutiert, sondern auch seitens der Wissenschaftsphilosophie und der Historischen Epistemologie. Denn die Historische Epistemologie war mit dem Programm angetreten, die verengte Perspektive einer wissenschaftsimmanenten Rekonstruktion wissenschaftlicher Theorien durch die Analyse wissenschaftlicher Praktiken und den Nachvollzug der Verzweigungswege wissenschaftlichen Wissens zu erweitern. Inzwischen gilt die traditionelle Abstufung zwischen theoretischem Wissen und praktischer Anwendung aus verschiedenen Gründen in Wissenschaftsphilosophie wie Wissenschaftsgeschichte als problematisch. An die Stelle eines einheitlichen Wissenschaftsideals am Leitfaden mathematisierter

Theorie mit einer entsprechenden hierarchischen Anordnung wissenschaftlicher Disziplinen, bei der die Physik die Spitze markierte und praktische Wissenschaften wie Medizin niedere Ränge einnahmen, trat eine geschärfte Aufmerksamkeit für die Vielfalt wissenschaftlicher Praktiken und für die Verschiedenartigkeit von Formen des Wissens und Theorien des Handelns (Galison 2004). Hier kann also an eine Öffnung innerhalb wissenschaftsphilosophischer Diskurse jenseits der eingefahrenen Gleise metareflexiver Begriffsdiskussionen angeknüpft werden. Wenn sich das Interesse der Wissenschaftsforschung und -philosophie heute darauf richtet, wie Wissenschaft in ihren verschiedenen Zweigen und schon in der sogenannten Grundlagenforschung immer zugleich Beobachtung und Herstellung, Vermittlung und Praxis ist, kann Medizin vom vernachlässigten Feld der Wissenschaftstheorie zur Bewährungsprobe einer solchen neuen Wissenschaftsphilosophie aufrücken.[13]

In dieser Hinsicht zielt *Medizinphilosophie* auch auf einen Beitrag zu aktuellen Debatten um den Status von Theorie und Kritik. Im Unterschied zu den Menschen vor hundert Jahren leben wir heute in einer von Wissenschaft und Technik durchgestalteten und überformten Welt. Die Biowissenschaften haben den menschlichen Körper ins Visier ihrer Interventionen genommen und generieren immer schnellere Innovationswellen. Das heißt nichts anderes, als dass der heute gültige Stand medizinischen Wissens schon morgen Schnee von gestern ist. Statt einer scheinbar selbstverständlichen Gegenwart der westlichen Biomedizin hinterherzulaufen, muss Medizinphilosophie sich der bislang weitgehend unbewältigten Verfallszeit medizinischen Wissens stellen. In der Medizin haben wir es in besonderer Weise mit veränderlichem Wissen zu tun, das obendrein zuvörderst uns selbst betrifft (Hacking 1999). Wenn es der Medizinphilosophie gelingt, diese Dynamik angemessen zu fassen, kann sie zum

Vorreiter einer neuen Wissenschaftsphilosophie werden. Denn in nahezu allen Wissenschaftsbereichen manifestiert sich heute, wie inadäquat die Vorstellung einer von uns unabhängigen und stabilen Natur ist. Und damit wird eine Verständigung darüber dringlich, wie Gesellschaften sich auf eine wissenschaftlich-technisch dynamisierte Selbstbefragung einlassen können, die weitreichende Interventionen eröffnet, aber auf Wissen von unkalkulierbarer Halbwertszeit basiert.

3. Was ist Gesundheit?

3.1 Kranksein in der Wissensgesellschaft

Gesundheit und Kranksein sind Grundphänomene menschlichen Lebens. Noch vor aller Klärung, wie Gesundheit und Kranksein angemessen zu fassen seien, scheint heute entschieden, dass bei Krankheiten der Organismus gestört und die Medizin zuständig ist: »Krankheit ist eine Störung der Lebensvorgänge, die den Organismus oder seine Teile so verändert, dass das betroffene Individuum subjektiv, klinisch oder sozial hilfsbedürftig wird«, definiert ein gängiges Lehrbuch der Pathologie.[14] Die Medizin kann Krankheiten präzise untersuchen, zumeist gut erkennen und oft auch erklären. Demgegenüber hatte Rothschuh noch 1976 geschrieben: »Krankheit ist und war immer ein alltägliches, aber rätselhaftes und oft folgenschweres Ereignis, dem sich ebenso das Denken der Magier, der Priester, der Philosophen wie der Forscher zugewendet hat.«[15] Was immer Heilkundige, Priester oder Philosophen über Krankheiten sagen, aus Sicht der modernen Medizin trägt das nichts zum Kern der Sache bei. Denn der Sache nach handelt es sich bei Krankheiten um Probleme, die von der Medizin primär als biologische Funktionsstörungen des Organismus aufgefasst werden, wie sie die medizinische Forschung aufzuklären verspricht.

Selbstverständlich kann Medizin nicht alle Krankheiten erklären, manche Krankheitsfälle und insbesondere manche Heilungsereignisse bleiben rätselhaft, aber insgesamt gelten Krankheiten heute in westlichen Wissensgesellschaften nicht mehr in dem Sinne als Rätsel, wie das für andere Kulturen und Zeiten galt. Plötzlich auftretende Sehstörungen verbunden mit Schmerzen und Taubheitsgefühlen in den Armen und Beinen sind und bleiben ein höchst beunruhigendes Krankheitsereignis, das die Betroffenen in existenzielle Ungewissheit stürzt. Auch die moderne Medizin kann dabei wenig mehr tun, als bei schubweisem Auftreten die Diagnose einer Multiplen Sklerose zu stellen und den Verlauf präzise zu protokollieren. Die Ursache dieser Krankheit ist trotz intensiver Forschung weiterhin unbekannt, und es gibt keine wirklich wirksame Therapie. Aber medizinisch steht fest, dass es sich um natürliche Vorgänge im Gehirn handelt, dass Multiple Sklerose eine sich im Gehirn und Rückenmark manifestierende Erkrankung darstellt. Sie ist als Krankheitsprozess rätselhaft, aber erschüttert nicht den Glauben an den Fortschritt der naturwissenschaftlichen Forschung. Die Richtung des Fortschritts steht in der westlichen Kultur schon fest: Allein medizinische Forschung wird die Ursachen feststellen, diese Krankheit erklären und hoffentlich wirksame Therapien entwickeln können – oder es stellt sich heraus, dass bestimmte Störungen nicht wirklich als Krankheiten zu werten bzw. in verschiedene Krankheiten aufzuteilen sind oder erst zusammengenommen das richtige Bild einer Krankheit ergeben. Dieses Selbstverständnis der Moderne zeigt sich gerade daran, dass unerklärbare Krankheiten als eine Anomalie erscheinen und unbehandelbare Erkrankungen angesichts des wissenschaftlich-technischen Fortschritts als kaum hinnehmbares Skandalon gelten. Noch immer sterben mehr als die Hälfte der Menschen an Herz-Kreislauf-Versagen, allein damit bereits scheint die Medizin aufgerufen, obwohl eigentlich selbstverständlich ist, dass ein aussetzender Herzschlag am Ende des menschlichen Lebens stehen wird, solange dieses sterblich ist. Jenseits der Frage nach der Gültigkeit bestimmter wissenschaftlicher Erklärungen oder der Triftigkeit medizinischer Argumente zeigt sich hier die Rolle von Medizin und Wissenschaft als zuständige Instanzen. Dank ihrer erfolgreichen Forschung hat die Medizin rätselhafte Erkrankungsfälle in erklärbare und ärztlich behandelbare Probleme verwandelt. Inzwischen stellt sich sogar die Frage, ob es überhaupt einen natürlichen Tod ohne identifizierbaren Krankheitsprozess gibt, auch wenn dieser selbstverständlich nicht immer diagnostiziert wird. An die Stelle eines Weltbildes voller magischer Mächte und unerklärlicher Rätsel ist im Zuge der wissenschaftlichen Revolution und der modernen Forschung ein Weltmodell präzise beschreibbarer Kräfte getreten.

Aus der Perspektive eines solchen Rätsellösens scheint es nur eine Frage der Zeit, bis alle Fragen geklärt sind. Diese Perspektive ignoriert aber die genuine Dynamik medizinischer Forschung, die sie immer wieder weiter vorantreibt: Wissenschaftliche Erklärungen bleiben dem neuzeitlichen Wissenschaftsverständnis nach immer vorläufig, sie gelten bis auf Weiteres, bis sie von besseren Erklärungen überholt werden. Dafür sind nicht immer wissenschaftliche Revolutionen verantwortlich, wie sie Thomas Kuhn mit seinem Konzept des Paradigmenwechsels in den Mittelpunkt gestellt hatte, oft verschiebt sich die wissenschaftliche Aufmerksamkeit auf andere Aspekte, oder neue Details treten in den Vordergrund. Gerade in der Medizin lässt sich beobachten, dass wissenschaftliche Erklärungen nicht stehen bleiben, selbst wenn sie im Moment ihrer Entdeckung endgültig und vollständig scheinen. Die Beschreibung der abrupten elektrischen Aktivität im Gehirn als Ursache der Epilepsie Mitte der 1930er Jahre war so ein Moment: Die damals beschriebenen Muster gelten bis heute als diagnostische Signaturen der einzelnen Formen dieser Krankheit, aber ihre Erforschung ist längst weitergegangen – nicht nur weil die Medizin »weiter« ist und schwierige Unterformen begreifen will, sondern die scheinbar endgültige Erklärung epileptischer Anfälle als abrupte elektrische Entladungen im Gehirn hat selbst eine Vielzahl neuer Fragen aufgeworfen. Die Idee, eines Tages seien alle medizinischen Rätsel gelöst und es könne so etwas wie vollständiges Wissen über die medizinisch relevanten Aspekte des Lebens geben, treibt möglicherweise biomedizinische Forschung an, aber beschreibt sicher nicht deren Praxis und Dynamik als Generator neuer Fragen. Selbstverständlich gibt es in der Medizin therapeutische Strategien wie z.B. das Schienen von Frakturen, die seit Jahrtausenden erfolgreich praktiziert werden. Aber selbst für diesen Bereich gilt, dass alte Einsichten und Maßnahmen prinzipiell und jederzeit zum Gegenstand neuer Forschungen gemacht werden können – ganz abgesehen davon, dass die am Prozess der Frakturheilung beteiligten Faktoren heutzutage mitten in die besonders dynamischen Zonen der Forschung zu Zellsignalen und Regulationsfaktoren hineinreichen. Das erfolgreiche Rätsellösen ist gleichzeitig der Arbeitsmodus der medizinischen Forschung und ihr uneinholbares Phantasma.

Im Licht einer Historischen Epistemologie erscheint diese ambivalente Dynamik der Forschung als ihr blinder Fleck, dessen ontologische Produktivität von der Wissenschaftsforschung analysiert wird. Ihrem naturalistischen Selbstverständnis nach liefert die Medizin Erklärungen, wo früher Magier oder Scharlatane den Mitgliedern einer Gesellschaft »Märchen« auftischten und Priester angesichts menschlichen Leidens kaum mehr tun konnten, als den Gläubigen Trost zu spenden. Auch solche Praktiken adressieren menschliche Bedürfnisse, und angesichts der Dominanz der biomedizinischen Perspektive erscheint es umso wichtiger, daran zu erinnern, dass sie als hilfreich empfunden wurden. Denn umgekehrt wird der modernen Medizin gelegentlich vorgeworfen, dass sie die Kompetenz zum tröstenden Umgang mit menschlichem Leiden verloren habe und aufgrund ihrer Erfolgsorientierung trostlos geworden sei. Aus Sicht der Medizin zielt eine solche Kritik nur auf ihre richtige Anwendung, gerade darin zeigt sich die Besonderheit der klinischen Perspektive, welche die medizinische Beschreibung der Natur der Krankheit unhinterfragt lässt.

Aber Religion und Philosophie, Biowissenschaften und Medizin behandeln unterschiedliche Aspekte im Umgang mit Gesundheit und Krankheit in je spezifischer Weise. In modernen Wissensgesellschaften stehen sie allerdings nicht gleichberechtigt nebeneinander, sondern bei der Beschreibung von Krankheiten löst medizinische Forschung andere Deutungsmuster als unzureichend ab und verweist sie in einen Bereich fehlenden Sachbezugs, von Irrtum und Aberglauben. Weil Krankheiten heutzutage als biomedizinische Rätsel verstanden werden, lässt diese einseitige Perspektive kaum Platz für andere Sichtweisen auf Krankheit und Krankheitserfahrungen. Aus biomedizinischer Sicht gelten philosophische Perspektiven auf menschliches Kranksein leicht als unwissenschaftlich, wenn sie sich nicht der biowissenschaftlichen Perspektive unterordnen und damit vermeintlich einem dem Gegenstand seiner Natur nach nicht angemessenen Krankheitsverständnis folgen. Solche Reflexionen können dann allenfalls als eine Form der kulturellen und ethischen Bewältigung der medizinischen Sache nachgeordnet werden.

Was diese Ausschließlichkeit der medizinisch-wissenschaftlichen Perspektive für die heutige Kultur bedeutet, lässt sich aus einer von den Naturwissenschaften dominierten Perspektive heraus nur schwer nachvollziehen. An erster Stelle muss die Entlastung für die Betroffenen hervorgehoben werden, die vom naturalistischen Krankheitsverständnis der Medizin ausgeht, weil Menschen nicht für ihre Krankheiten verantwortlich gemacht werden und Krankheiten nicht länger als Strafe für bestimmte Vergehen oder Verfehlungen gelten. Auf die Warum-Frage antwortet die Medizin nicht mit dem Hinweis auf eine schuldhafte Handlung, sondern liefert wissenschaftliche Erklärungen in Form von anonymen Krankheitsmechanismen. Sie identifiziert auslösende Faktoren wie Krankheitserreger, sie beschreibt gestörte Regulationsprozesse oder definiert fehlende Enzyme, die sämtlich außerhalb personaler Verantwortlichkeit liegen. Und das Gesundheitssystem gewährt Patienten eine solidarisch finanzierte Freistellung von alltäglichen Anforderungen, was zum Phänomen des »sekundären Krankheitsgewinns« geführt hat.

Allerdings verhält sich die Sache nicht ganz so einfach, wie der erste Augenschein vermuten lässt. Mit dem Konzept der Risikofaktoren und im Zuge einer Stärkung der Eigenverantwortung für Gesundheit rücken erneut individuelle Verhaltensweisen ins Zentrum medizinischer Beurteilungen. Krankheit ist nicht mehr die Strafe für eine als moralische Verfehlung gewertete falsche Handlung, sondern sie wird als natürliche, biologische Konsequenz von falschem Verhalten konzeptualisiert. Rauchen, Alkoholkonsum, Übergewicht und Bewegungsmangel werden heute nicht stigmatisiert, weil sie moralisch verwerflich sind, sondern weil sie aus biologischen Gründen zu medizinischen Problemen führen. Aber im Ergebnis wird Krankheit wieder zur absehbaren Folge individuell falschen Verhaltens, das entsprechend pönalisiert wird. Allerdings ist auch hier die Krankheit keine individuelle Strafe, sondern eher der zu bezahlende Preis. Und selbst für den gilt bislang noch, dass er in Gesellschaften mit Krankenversicherungspflicht in finanzieller Hinsicht von der Solidargemeinschaft getragen und keine medizinisch erforderliche Maßnahme vorenthalten wird.

In Zeiten selbstverständlich gewordener Naturbeherrschung gerät leicht außer Acht, welchen Wert wissenschaftliche Erklärungen als Ausweg aus der Ohnmacht gegenüber einer als unvorhersehbar, übermächtig und unkalkulierbar wahrgenommenen Natur haben. Naturwissenschaftliche Erklärungen machen Lebens- und Krankheitsphänomene nicht nur verständlich und weniger unheimlich, sondern gelegentlich (und inzwischen ziemlich vorhersehbar) führen sie zu wirkungsvollen Strategien der Intervention in die Natur. Die medizinischen Fortschritte machen den Erfolg wissenschaftlicher Erklärungen gewissermaßen am eigenen Leibe erlebbar. Wie selbstverständlich diese Perspektive inzwischen in westlichen Gesellschaften geworden ist, zeigt sich sicher nicht daran, welche medizinischen Erklärungen gemeinhin für allgemeinverständlich gehalten werden können, sondern an dem Umstand, dass selbst auf dem Boden einer nur gering entwickelten medizinischen Allgemeinbildung wissenschaftliche Erklärungen eine Autorität haben, die nur im Namen der Medizin bzw. einer anderen wissenschaftlichen Richtung bezweifelt werden kann. Die moderne Medizin mag trotz ihrer vielen Erfolge oft und heftig kritisiert werden, aber die Kritik bezweifelt nicht die Zuständigkeit dieser Medizin für Krankheiten, sondern wünscht sich andere Akzentsetzungen. Das verdeutlicht das Beispiel der Alternativmedizin (Jütte 1996; Unschuld 2003). Selbst nach zweihundert Jahren naturwissenschaftlich-medizinischer und technischer Forschungen erfreuen sich sogenannte alternative Heilverfahren großer Nachfrage, aber auch diese Richtungen argumentieren im Namen (vermeintlich) wissenschaftlicher Programme, oft sogar im Rahmen besonders rigider Theorien. Wissenschaftlichkeit scheint zum Zauberstab im Umgang mit Gesundheit und Krankheit geworden zu sein.

3.2 Die These von der Enteignung der Gesundheit

Dass in einer Wissensgesellschaft wissenschaftliche Erklärungen einen zentralen Platz einnehmen, ist eine Tautologie. Aber was heißt es, wenn eine Gesellschaft mit Gesundheit und Kranksein einen zentralen Bereich menschlichen Lebens an die wissenschaftlichen Erklärungen der Medizin delegiert und sich damit der Fortschrittsdynamik dieses Feldes überantwortet? Ohne Zweifel handelt es sich um eine historisch neue Situation, denn erst im Laufe des 20. Jahrhunderts rückte die wissenschaftliche Medizin an eine zentrale gesellschaftliche Position für Gesundheitsprobleme. Inzwischen ist Medizin nicht nur für alle Krankheitsereignisse zuständig, sondern sie hat auch die entscheidenden Abschnitte des Lebens von der Zeugung über die Geburt und das Heranwachsen bis zu Sterben und Tod als ihre Aufgabenfelder definiert. Wie radikal sich die Situation kulturell verändert hat, verdeutlicht die Selbstverständlichkeit, mit der heute eine Hausgeburt als schwer kalkulierbares Risiko gilt – als hätte erst das Krankenhaus erfunden werden müssen, bevor das Überleben der Spezies Mensch sichergestellt werden konnte. Zu dieser kulturell neuen Situation gehört, dass ehemals gleichberechtigte Umgangsweisen mit Gesundheit und Krankheit in unserer Gesellschaft von der Medizin dominiert werden (Rosenberg 1992). Es ist die für unsere Kultur typische Perspektive, allein die Biomedizin für Gesundheit und Krankheit zuständig zu erklären.

Enteignung der Gesundheit nannte das Ivan Illich (1975) und sah darin einen radikalen Bruch in der Kulturgeschichte der Menschheit: An die Stelle eines buchstäblich gesunden Selbstverhältnisses als Achtsamkeit dem eigenen Körper gegenüber sei eine »medizinische Kolonisierung des Menschen« getreten, die längst »gesundheitsschädigende Ausmaße« erreicht habe. Der ehemalige Priester und streitbare Kämpfer für eine lebenswerte Welt ignorierte dabei keineswegs die historischen Erfolge in der Bekämpfung von Krankheiten, dank deren in den westlichen Gesellschaften inzwischen Seuchen weitgehend verschwunden sind, die große Mehrheit der Menschen nun an altersbezogenen Krankheiten stirbt und Tote im Jugendalter inzwischen in der Regel nicht mehr Opfer von Krankheiten, sondern von Unfällen sind. Aber er weigerte sich, diese Erfolge der Medizin und den Ärzten zuzuschreiben:

»Der Umstand, daß es dort, wo gewisse Krankheiten selten geworden sind, mehr Ärzte gibt, [...] besagt lediglich, daß Ärzte, mehr noch als andere akademische Berufe, sich ihr Arbeitsgebiet nach Belieben aussuchen und daß sie sich meist dort versammeln, wo ein gesundes Klima herrscht, wo das Wasser sauber ist und wo die Leute Arbeit haben und ihre Dienste bezahlen können.« (Illich 1975: 16)

Illich stützte sich bei seinen radikalen Thesen auf die berühmten Untersuchungen von Thomas McKeown aus den 1960er Jahren, nach denen nicht die Medizin, sondern die allgemeine Steigerung des Lebensstandards dank einer besseren Ernährung und besserer Hygiene das Gesundheitsniveau der Bevölkerung angehoben hatte: Bei allen großen Seuchen war die Sterblichkeit immer schon im Rückgang begriffen, bevor die Medizin wirksame Therapien oder Impfungen bereitstellen konnte (McKeown 1982). Die Diskussion über die für die Verbesserung der Lebensbedingungen im 19. und 20. Jahrhundert ursächlichen Faktoren hält bis heute an, zumal es äußerst schwierig ist, den Beitrag der Medizin zu isolieren. Inzwischen scheint aber weitgehend anerkannt,[16] dass die in den westlichen Gesellschaften in der zweiten Hälfte des 20. Jahrhunderts weiterhin steigende Lebenserwartung mit Erfolgen der Medizin in Zusammenhang gebracht werden kann, weil in dieser Phase andere Ursachen wie allgemeine Hygiene oder Kriegsfolgen keine Rolle mehr spielen.

Kein Zweifel besteht hingegen über die epidemiologischen Verschiebungen im Krankheitsspektrum von akuten und oft ansteckenden Krankheitsereignissen zu chronischen Erkrankungen und über die weitreichenden kulturellen Implikationen wirkungsvoller medizinischer Interventionsmöglichkeiten. Das Leistungsprofil der modernen Medizin bei akuten Störungen überstrahlt ihre Probleme im Umgang mit chronischen Krankheiten. Auf dem Boden enormer therapeutischer Möglichkeiten konnte die Vorstellung einer medizinischen Beherrschbarkeit von Leiden und Krankheit zur Selbstverständlichkeit werden. Besonders radikal hat sich dabei der kulturelle Umgang mit Schmerz gewandelt, der bis zur Bereitstellung effektiver Schmerzmittel eine alltägliche Erfahrung war, wie die umfangreiche Kulturgeschichte zu seiner Bewältigung belegt, während heute an die Medizin ganz selbstverständlich der Anspruch gestellt wird, Schmerzen schnell und effektiv zu beseitigen. Einerseits stehen heute effektive Pharmaka zur Verfügung, aber trotz akut hochwirksamer Therapien sind chronische Schmerzen andererseits einer der häufigsten Berentungsgründe und gesellschaftlich zu einem massiven Gesundheitsproblem geworden. Damit drängt sich die Frage auf, ob die Situation vielleicht noch dadurch verschärft wurde, dass es zur Kultur der heutigen Medizin gehört, Schmerzprobleme allein durch Beseitigung statt durch Bewältigung lösen zu können. Den historischen Mangel an effektiven Medikamenten im Rückschluss zu einem Zustand gelingender kultureller Bewältigung zu verklären hieße die Augen vor den konkreten Leidenserfahrungen zu verschließen. Aber umgekehrt wird aus dem historischen Vergleich ein medizinisch relevantes Argument: Die akute Beseitigung von Schmerzen funktioniert zwar sehr gut, stellt aber offenbar keine hinreichende Lösung des Problems dar. Der modernen Schmerzmedizin gelingt es nur mit begrenztem Erfolg, Patienten adäquate Bewältigungsstrategien zu vermitteln, weil die medizinisch-technische Beseitigung des Problems zu selbstverständlich geworden ist. Umso mehr zeigt sich dabei, wie grundlegend Medizin in das Verhältnis von Gesundheit und Krankheit eingreift, denn hier kehren sich die Erfolge der Medizin gewissermaßen gegen sie selbst. Wenn dic Medizin eine Therapie anzubieten hat, soll damit auch schon das Problem gelöst sein. Was Illich noch als Enteignung der Gesundheit beschrieben hatte, erweist sich heute als problematische Aneignung des Krankseins durch die Medizin.

3.3 Diätetik, »Volksgesundheit« und ewiges Leben

Noch in einer zweiten Hinsicht muss Illichs These modifiziert werden, denn trotz Enteignung der Gesundheit und Aneignung des Krankseins durch die Medizin haben individuelle Gesundheitsbemühungen heute ohne Zweifel hohe Konjunktur. In Form von einer gesunden Ernährung und regelmäßigem Sport ist Fitness längst zum selbstverständlichen Teil moderner Selbstoptimierung in Zeiten neoliberaler Eigenverantwortung geworden. Die Sorge um den eigenen gesunden Körper erschöpft sich dabei nicht in solchen allgemeinen Maßnahmen, sondern umfasst spezielle Ernährungsgewohnheiten, Nahrungsergänzungsstoffe oder Kosmetika ebenso wie Entspannungstechniken, Yoga und Wellness. Die meisten dieser Maßnahmen werden auf dem Boden einer allgemeinen Gesundheitspropaganda, aber außerhalb ärztlicher Beratung ergriffen, für viele Stoffe und Techniken fehlen medizinische Belege einer spezifischen Wirksamkeit. Ihre weite Verbreitung spiegelt das Bemühen um eine Wiederaneignung von Gesundheit angesichts einer als wenig hilfreich oder als übermächtig wahrgenommenen Medizin.

Die Sorge um den eigenen Körper und das individuelle Wohlergehen findet hier ihren besonderen Einsatzort gerade im Vorfeld ärztlicher Zuständigkeit bzw. in Konkurrenz zu ihr – und bleibt zugleich durchwirkt von biomedizinischen Vorstellungen, wie nicht zuletzt die Legitimierung solcher Strategien über pseudomedizinische und vermeintlich naturwissenschaftliche Prinzipien belegt. Als aus der ärztlichen Praxis ausgeschlossene Form von Medizin stellt dieses Gesundheitshandeln eine Herausforderung für die medizinphilosophische Reflexion dar. Es findet sich nicht nur im Vorfeld der Inanspruchnahme ärztlicher Leistungen bei Bagatellstörungen oder als allgemeines Bemühen um Gesunderhaltung, sondern auch als Ergänzung zu medizinischen Therapien bei lebensbedrohlichen Erkrankungen wie Krebs oder als deren tägliche Modulation bei chronischen Krankheiten, bei denen die Patienten selbst am besten wissen, was ihnen in welcher Situation hilft. Das individuelle Gesundheitshandeln verweist damit darauf, dass die moderne Medizin aufgrund ihrer Perfektion bei der Beschreibung von Krankheiten das individuelle und alltäglich variierende Kranksein weitgehend aus den Augen verloren hat.

Der Aufstieg der Medizin zur zentralen wissenschaftlichen Institution im Umgang mit Krankheit und Leiden bedeutete auch den Niedergang einer bis dahin umfangreich entfalteten Kulturtechnik der Gesunderhaltung (Bergdolt 1999; Sarasin 2001). Solange Medizin ihrem Selbstverständnis nach Krankheiten nicht beherrschen konnte, sondern allenfalls auf einen erkrankten Körper günstig einzuwirken wusste, war Gesundheit der Lohn für eine tätige und tägliche Gesunderhaltung und Vorsorge seitens des Einzelnen. Solche Gesundheitsvorsorge klingt heute wieder sehr aktuell, sie war aber etwas Anderes als die am Raster einer auf Krankheiten spezialisierten Medizin ausgerichtete Prävention. Die alte Gesundheitsvorsorge hieß Diätetik, umfasste dabei aber weit mehr, als die moderne Bedeutung des Begriffs vermuten lässt. Als Kunst der Lebensführung war sie ebenso eine Selbsttechnik und Selbstsorge im Sinne Foucaults wie eine kollektiv geteilte Selbstverständlichkeit derer, die sich einen gesunden Lebensstil leisten konnten.

Diätetik hatte als Kunst der günstigen Einwirkung auf Körper und Geist ein aktives Gesundheitsverständnis zur Grundlage, das nicht die Abwesenheit von Krankheit oder ihre Beseitigung meinte, sondern einen dynamischen Prozess der Lebenserhaltung und Lebensführung. Die alte Diätetik war die Lehre des geschickten Umgangs mit dem eigenen Körper durch eine richtige Handhabung von Licht und Luft, Bewegung und Ruhe, Schlafen und Wachen, Essen und Trinken, Regulierung der Ausscheidungen und Zügelung der Affekte. In diese sechs Bereiche wurde das Spektrum einer gezielten Einwirkung auf den Körper unterteilt, die als die *sex res non naturales* zusammengefasst wurden. Als Kunst des guten und gesunden Lebens war Diätetik kein den heutigen Bemühungen um Idealgewicht und Leistungssteigerung vergleichbares Programm, sondern eine Geschicklichkeit im Umgang mit dem eigenen Körper im Hinblick auf Genüsse, Schädlichkeiten oder Probleme allgemeiner Art. Demgegenüber scheint der heutige Exzess von Fitnessprogrammen, Spezialdiäten und Trainingsansätzen darauf hinzuweisen, dass der modernen Diätetik durch ihre Verkopplung mit der medizinischen Krankheitslehre ein inhaltlich gefasstes Konzept von Gesundheit als unabhängiges Zentrum abhanden gekommen ist. Wo ein solches Konzept fehlt, das als regulative Idee wirksam werden könnte, treten an deren Stelle die allgemeinen Imperative der Leistungssteigerung und die jeweils aktuellen gesellschaftlichen Körperideale.

Der Verlust dieser umfassenden Diätetik, die veränderte ärztliche Rolle und die Umstellung der Medizin von körperlicher

Gesundheitsvorsorge auf die Diagnose und Behandlung von Organ-Krankheiten kommen auf besonders prägnante Weise in einem unscheinbaren Bedeutungswandel zum Ausdruck: Solange Medizin Krankheiten nicht beherrschen, sondern Ärzte nur günstig auf die im Körper aktiven Naturkräfte Einfluss nehmen konnten, waren sie Therapeuten, die vornehmlich durch Aussprache, Anleitung, Unterstützung und Anteilnahme wirkten. Die mit dem Aufstieg der modernen Medizin und ihrer neuen Zentralstellung einhergehende Umorientierung in der ärztlichen Tätigkeit spiegelt sich darin, dass das Wort »Therapeut« heute insbesondere für nicht-ärztliche Heilberufe verwendet wird, von den Physio- und Psycho- bis zu den Sozio- und Arbeitstherapeuten. Dass die moderne Medizin nicht mehr in diesem Sinne therapeutisch wirken muss, nämlich adjuvant durch Training und Anleitung, zeichnet ihre Wirkmächtigkeit aus. Aber wenn in der Therapiegesellschaft ausgerechnet Ärztinnen und Ärzte nicht mehr in diesem Sinne als Therapeuten arbeiten, verweist das auch auf eine problematische Transformation des ärztlichen Berufes.

Im Licht des hier skizzierten historischen Transformationsprozesses kommt noch ein weiterer wichtiger Aspekt zum Ausdruck: Zur Kunst des guten Lebens gehörte wesentlich die Einsicht in dessen Grenzen und der Respekt vor ihnen, während für die moderne Medizin natürliche Grenzen menschlichen Lebens zu überwindende Herausforderungen darstellen. Der hippokratischen Medizin galt wissenschaftliche Expertise vor allem als Einsicht in die das Leben regulierenden Kräfte. Sie unterstellte das ärztliche Tun deshalb den Prinzipien einer natürlichen Selbstheilungskraft des Körpers, der *vis medicatrix naturae*, welche vom Arzt befördert und gebahnt, aber nicht ausgehebelt und übertrumpft werden konnte. Erst mit der Aufklärung, prägnant bei Christoph Wilhelm Hufeland, wird aus einer regulierenden

Heilkunde *Die Kunst, das menschliche Leben zu verlängern* (Jena 1797) – bei ihm freilich weiterhin auf dem Boden einer Diätetik und der alten Lehre einer natürlichen Heilkraft des Lebens.

Im Zuge der Durchsetzung der Naturwissenschaften und ihres Ideals der Naturbeherrschung löste sich die Diätetik nicht nur als konkrete Gesundheitslehre weitgehend auf (bzw. ihr Gehalt verflüchtigt sich heute in Fitness und Ernährung), sie wurde vielmehr von neuen politischen Zugriffsweisen auf den individuellen und kollektiven Körper ersetzt. Gesundheit wurde zum öffentlichen Gut und zum Gegenstand der Politik (Labisch 1992). In einer sich wechselseitig verstärkenden Resonanz von entstehender Bevölkerungsstatistik, erstarkendem Nationalismus und sozialdarwinistischen Anschauungen formte sich ein Konzept von »Volksgesundheit« als Übertragung individueller Gesundheit auf den kollektiven Körper der Gesellschaft. In der zweiten Hälfte des 19. Jahrhunderts wurde das Leben der Mitglieder einer Gesellschaft in ihrer Gesamtheit und biologischen Verfasstheit zum wissenschaftlichen Objekt und Gegenstand politischen Handelns. Der Name dieser neuen Richtung verdankte sich zwar einem antiken Kult der Reinheit und vorausschauenden Sorge um die eigene Gesundheit, aber die moderne Hygiene unterstellte sie dem Volksganzen. Als öffentliche Institution wie als akademische Disziplin der Gesunderhaltung des »Volkskörpers« entwickelte sie konsequent biopolitische Reinhaltungsregime der Ansteckungskontrolle, Seuchen-Blockade und Eugenik.

»Volksgesundheit« erwies sich als höchst verführerische Mischung von nationalistischen Stereotypen, vermeintlich objektiven Kennzahlen und rassistischen Implikationen einer popularisierten Evolutionstheorie, die dabei bezeichnenderweise nicht systemisch und umweltbiologisch, sondern individualistisch als Wettkampf der Starken ums Überleben aufgefasst wurde.[17] Die weiteren Schritte dieses Programms sind bekannt, bereits Ernst

Haeckel wusste sich der biologischen Überlegenheit einer Intelligenz-starken weißen Rasse sicher, wenn diese überlegenen Gesellschaften endlich den falsch verstandenen Humanismus beenden und ihre für den Überlebenskampf »schädlichen« Mitglieder von der Fortpflanzung ausschließen würden. Das Sterilisationsgesetz konnte von den Nationalsozialisten wenige Monate nach der Machtergreifung verabschiedet werden, weil es bereits von den Gesundheitspolitikern und Medizinexperten der Weimarer Republik vorbereitet worden war. Die Internationale Gesellschaft für Eugenik wählte bei ihrer Jahrestagung parallel zur Pariser Weltausstellung 1937 ausgerechnet Ernst Rüdin zu ihrem Präsidenten, der, obwohl Schweizer Staatsbürger, als Direktor des Kaiser-Wilhelm-Instituts für Psychiatrie in München maßgeblich an der Umsetzung der Zwangssterilisierungen beteiligt war. Und selbst ein humanistisch eingestellter Arzt wie William Lennox, der sich zeit seines Lebens für eine Entstigmatisierung und bessere Versorgung von Epilepsie-Patienten einsetzte, berechnete in Memoranden für die Rockefeller-Foundation, die ihn über Jahrzehnte großzügig förderte, welche Mittel für die Forschung frei würden, wenn das schwächste Zehntel der Patienten »von ihrem Schicksal erlöst« würde.

Noch im Jahr 2008 bestätigte das deutsche Bundesverfassungsgericht die Rechtmäßigkeit des Inzestverbots explizit unter Berufung auf eine »Volksgesundheit«, obwohl die beratenden Humangenetiker das Gericht ausdrücklich auf die fehlende naturwissenschaftliche Basis für diese Auffassung hingewiesen hatten. Die Humangenetiker konnten so geschlossen gegen diese Rechtsprechung auftreten, weil Genetik heute nicht mehr Teil eines Regimes ist, das eine vermeintlich überkultivierte Gesellschaft an die Naturgesetze harter biologischer Auslese anpassen soll, sondern sich ihre Maximen und Interventionen an den individuellen Diagnose- und Therapiewünschen ihrer Klienten orientieren, die ebenso durch das biomedizinisch Machbare geformt werden, wie sie ihrerseits die Normalisierungstendenzen der Medizin auf subtile Weise befördern.

Wie wirksam eine solche, auf die vermeintliche Handlungsfreiheit des Einzelnen setzende Biopolitik ist, verdeutlicht der starke Rückgang von Geburten mit Trisomie-21, obwohl aufgrund des steigenden Alters der Mütter eigentlich eine höhere Häufigkeit zu erwarten wäre. Während in der öffentlichen Berichterstattung das rassistische und entstellende Bild des »mongoloiden Schwachsinns«, mit dem John L. Down 1866 dieses Syndrom beschrieben hatte, durch eindrucksvolle Dokumentationen zu den Bildungserfolgen von Kindern mit Trisomie-21 geradegerückt wird und inzwischen Theatergruppen mit Genträgern für Furore sorgen, hat die flächendeckende Einführung des pränatalen Screenings ganz ohne eugenische Zielsetzungen zum Abbruch von etwa neunzig Prozent der betroffenen Schwangerschaften geführt.[18] Populationsgenetisch wird das ohne Konsequenzen bleiben, und Trisomie-21 ist ohnehin keine klassische Erbkrankheit, sondern eine Störung der Verteilung der Chromosomen bei der Reifeteilung der Eizelle, deren Auftreten mit dem Alter der Mutter steigt. Gleichwohl haben diese Erfolge bei der Aufklärung über das Krankheitsbild zusammen mit der Intensivierung der vorgeburtlichen Diagnostik zu einer veränderten Einstellung der Gesellschaft gegenüber Behinderung geführt, die nun zunehmend als vermeidbar gilt. Nicht als staatlich verordnete Politik, sondern als Versprechen der technischen Möglichkeiten von moderner Medizin und Bioindustrie wird Gesundheit so zur Norm für die Mitglieder der Gesellschaft.

Die medizinisch-therapeutischen Interventionsmöglichkeiten führen selbst freilich dazu, dass Menschen auch mit stark einschränkenden Gesundheitsstörungen oft gut weiterleben können, also mit Lebensformen weit außerhalb des Normalkonzepts von

Gesundheit. Aber das scheint bislang nicht dazu zu führen, im allgemeinen Verständnis »Gesundheit« von eng definierten Körpervorstellungen und Leistungsparametern abzulösen und als ein flexibles Bewältigen von Lebensanforderungen zu fassen. Ganz im Gegenteil hat die Selbstverständlichkeit biomedizinischer Machbarkeiten der Vorstellung den Boden bereitet, Medizin könne Gesundheit und Normalität nach Belieben herstellen. In Extrapolation des heute bereits Möglichen predigen Apostel der medizintechnischen Lebensverlängerung wie Aubrey de Grey regelmäßige Check-ups zur Generalüberholung des Körpers inklusive Beseitigung angehäufter Abfallprodukte des Zellstoffwechsels. Über eine solche regelmäßige Ent-Alterung sollen Körper wie Oldtimer oder historische Instrumente ad infinitum betriebsbereit erhalten werden.

De Grey hat keinerlei Probleme, reichlich Sponsorengelder für sein Projekt einer Abschaffung des natürlichen Todes zu akquirieren, auch wenn dieses ewige Leben ohne das Erlösungsversprechen der traditionellen Religionen kaum mehr sein kann als die Hölle einer Fortexistenz zu irdischen Bedingungen. Selbstverständlich fehlt bei de Grey jedwede Ausführung, welche kulturellen und sozialpolitischen Katastrophen eine Realisierung dieses biotechnischen Phantasmas mit sich bringen würde. De Greys Vision ist die funktionierende Ordnung eines untoten Lebens. Das Monströse an diesem Phantasma ist die bloße technische Machbarkeit einer auf Dauer gestellten Lebensverlängerung, obwohl ein Leben ohne Tod nicht einmal zu denken, geschweige denn auszuhalten ist. In diesem Machbarkeitsglauben zeigt sich der Aufstieg der Technowissenschaften in der Gegenwart (Nordmann 2005). Stand im Wissenschaftsverständnis der Aufklärung die Prüfung von Theorien und Hypothesen im Vordergrund und galten im Rationalismus der Moderne wissenschaftliche Grenzen als fundamentale Einsichten, stehen heute neue

Eingriffsmöglichkeiten im Fokus, und vermeintlich definitive Grenzen werden zur Herausforderung für ihre technische Überwindung.

3.4 Die Verborgenheit der Gesundheit und die »große Gesundheit«

Wenn Krankheit hier als die objektivierende Vergegenständlichung individuellem Kranksein gegenübergestellt wird, ließe sich analog zwischen Gesundheit und Gesundsein differenzieren. Aber der Gesundheit fehlt als Abstraktum jene objektvierbare Konkretion, die mit der Differenz von Krankheit und Kranksein als Gegenstand der phänomenologischen Analyse eingeführt wurde. Der Zusammenhang von Leben, Leiden, Sterben und Tod verweist zunächst darauf, dass Kranksein in unbestimmter Allgemeinheit und vor aller medizinischen Spezifizierung einzelner Krankheiten ein privativer Begriff ist, die Abwesenheit von Gesundheit, die damit zugleich als Anwesenheit von Krankheit bestimmt ist. Das Ereignis des Erkrankens ist das Zerbrechen oder Abhandenkommen von etwas, das als Gesundheit wesentlich durch eine flexible Fülle, einen Überschuss oder eine Potenzialität charakterisiert ist, die über jedwede Konkretion hinausweist. Erst im nächsten Moment vergegenständlicht sich das Erkranken zur Störung, in der heutigen medizinischen Kultur zumeist konkret lokalisiert und mit klarem Organbezug. Diese Vergegenständlichung des Krankseins zur Krankheit verdeutlicht, dass Gesundheit und Krankheit nicht auf einer Ebene angesiedelt werden können. Gesundheit ist noch mehr als das bloße Funktionieren eines menschlichen Organismus und kennt keinen konkreten Orts- oder Organbezug.

Hans-Georg Gadamer hat das auf die schöne Formel der *Verborgenheit der Gesundheit* (1993) gebracht, die nicht auf ein erst noch von weiterer medizinischer Forschung zu entdeckendes Geheimnis zielt, sondern darauf, dass Gesundheit kein Gegenstand, sondern eine so selbstverständliche Eigenschaft menschlichen Lebens ist, dass sie erst in der Störung ex negativo manifest wird. Auch die Rede davon, dass einem im Moment der Krankheit »etwas fehle«, weist in diese Richtung. Noch bevor man eine Krankheit hat, fehlt einem etwas. Was fehlt, ist zuvörderst die Fähigkeit, die verlorene Balance wiederzufinden. Kranksein ist der Umschlag aus einer Balance der Schwankungen des Befindens ins verlorene Gleichgewicht. In dieser Perspektive ist Gesundheit weniger ein Zustand als eine Aktivität bzw. das Vermögen zu verschiedenen Aktivitäten, während Krankheit sich als Gegenstand manifestiert: »Krankheit und nicht die Gesundheit [ist] das sich selbst Objektivierende.« (Gadamer 1993: 137) Im Unterschied dazu ist Gesundheit eine gegenstandslose Selbstverständlichkeit wie die Leichtigkeit des Fahrradfahrens, wenn einmal die schwerfälligen Ausgleichsbewegungen überwunden sind.

Gadamers phänomenologischer Annäherung an Gesundheit als konkrete, aber sich in diesen Konkretionen nicht erschöpfende Aktivität lassen sich Überlegungen Friedrich Nietzsches zu einem aktiven Ausreizen des Leibes an die Seite stellen. Nietzsche reflektierte die Verborgenheit der Gesundheit weniger als körperlichen Zustand denn als geistige Herausforderung, wie ein Fragment aus dem Jahr 1885/86 belegt, das den Bogen von Gesundheit unmittelbar zur »Sprungkraft, Muth und Lustigkeit des Geistes« schlägt:

»Gesundheit und Krankhaftigkeit: man sei vorsichtig! Der Maaßstab bleibt die Efflorescenz des Leibes, die Sprungkraft, Muth und Lustigkeit des Geistes – aber, natürlich auch, wie viel von Krankhaftem er auf sich nehmen und überwinden kann – gesund machen kann. Das, woran die zarteren Menschen zu Grunde gehen würden, gehört zu den Stimulanz-Mitteln der großen Gesundheit.« (Nachgelassene Fragmente, KSA 12, 108)

Im Unterschied zu Gadamers phänomenologischer Bestimmung wird die Verborgenheit der Gesundheit bei Nietzsche zur Idee einer »großen Gesundheit« als einem vollen Ausschöpfen lebendiger, geistiger Potenzialität.

Nietzsche beschäftigte dabei insbesondere die Überlegung, dass nicht nur die üblichen Vorstellungen zum menschlichen Leben, sondern auch normative Urteile und alle bisherige Philosophie kein Ausdruck oder gar Ausschöpfen des Denkmöglichen, sondern vielmehr Ausdruck menschlicher Schwäche sei. Der Überwindung oder wenigstens radikalen Hinterfragung eines solchen Menschlich-Allzumenschlichen galten seine epistemologischen Reflexionen. Damit radikalisierte er das traditionelle Begründungsprogramm der Philosophie zur Genealogie als kritische Prüfung für selbstverständlich gehaltener Voraussetzungen. Vor diesem Hintergrund skizzierte er den Übermenschen als Gegenpart zu menschlicher Hinfälligkeit und als Figur einer Überschreitung aller Vorurteile im Kontrast zum Verhaftetsein in faulen Traditionen (vgl. *Genealogie der Moral*, KSA 5). Der Übermensch wurde bekanntlich als Blaupause der nationalsozialistischen Rassenideologie gelesen und er könnte ebenso als Vorgriff auf das biotechnische Projekt ewiger Gesunderhaltung gedeutet werden, aber solche Lesarten verbleiben im buchstäblich furchtbaren Horizont ingenieurwissenschaftlichen Problemlösens und unterschlagen damit das epistemologische Potenzial von Nietzsches Reflexion über Gesundheit. Nietzsches Denken ist zugleich radikaler und orientiert sich tastend »am Leitfaden des Leibes«: Der Lebendigkeit des Leibes und nicht seiner technischen Überwindung sollte eine »Sprungkraft, Muth und Lustigkeit des Geistes« entspringen, deren Potenzial vor allem in der Distanzierung von allem für selbstverständlich Genommenen lag, eine »große Loslösung«.

»Große Gesundheit« meint deshalb bei Nietzsche nicht die körperliche Stärke eines Supermenschen oder die Überwindung scheinbar gegebener, natürlicher Grenzen, sondern eine körperlich-geistige Unabhängigkeit von ihnen und ein Freiwerden von falschen Normen. Das wird deutlich in Nietzsches fortgesetzter Auseinandersetzung mit seinen leidvollen Krankheitserfahrungen, in deren Folge er beschloss, sich nicht mehr »beärzteln« zu lassen: »Ich nahm mich selbst in die Hand, ich machte mich selbst wieder gesund: die Bedingung dazu – jeder Physiologe wird das zugeben – ist, dass man im Grunde gesund ist.« (*Ecce homo*, KSA 6, 266) Für Nietzsche sollte noch das Kranksein zu einem Stimulans werden, »jener Ueberschuss, der dem freien Geist das gefährliche Vorrecht giebt, auf den Versuch hin leben und sich dem Abenteurer anbieten zu dürfen« (*Menschlich-Allzumenschliches*, KSA 2, 18). Denn schließlich war Philosophie selbst »nur eine Auslegung des Leibes und ein Missverständniss des Leibes«, wie es in der *Fröhlichen Wissenschaft* heißt. Dabei umfasste dieser Gedanke im Kern bereits seine eigene Kritik:

> »Ich erwarte immer noch, dass ein philosophischer Arzt im ausnahmsweisen Sinne des Wortes – ein Solcher, der dem Problem der Gesammt-Gesundheit von Volk, Zeit, Rasse, Menschheit nachzugehn hat – einmal den Muth haben wird, meinen Verdacht auf die Spitze zu bringen und den Satz zu wagen: bei allem Philosophiren handelte es sich bisher gar nicht um ›Wahrheit‹, sondern um etwas Anderes, sagen wir um Gesundheit, Zukunft, Wachsthum, Macht, Leben ...« (KSA 3: 348f.)

Nicht nur die traditionelle Moral und die geltenden Wertvorstellungen, sondern alle philosophischen Prinzipien sollten hinsichtlich ihrer Ermöglichungsbedingungen und Legitimierungsstrategien als Ausdruck herrschender Wahrheitsordnungen und fehlgeleiteter anthropologischer Impulse hinterfragt werden.

Nietzsches Satz »bei allem Philosophieren handelte es sich bisher gar nicht um ›Wahrheit‹« hat der Philosophie des 20. Jahrhunderts ein Programm vorgegeben. Seine Fortführung fand es nicht zuletzt in der Epistemologie und Diskursanalyse von Michel Foucault, der Nietzsches Genealogie methodisch zum historischen Apriori ausweitete. Und kaum zufällig steht auch bei Foucault die radikale Frage nach der Wahrheit im Horizont des Körpers. Den modernen Disziplinarregimen galt seine epistemologische Aufmerksamkeit, in denen der Körper zum biopolitischen Ort moderner Wahrheitstechnologien wird, aus denen neue Formen der Gouvernementalität hervorgehen (Foucault 2004; vgl. Lemke 2007). Nach seinen einschlägigen Studien zur Entstehung der modernen Episteme und zur Biopolitik plädierte dieser skeptische Diskursdiagnostiker gleichwohl für neue Formen der Selbstsorge in Anknüpfung an antike Konzepte der Selbststeuerung, Diätetik und Lebenskunst. Inzwischen sind andere Formen der stillschweigend durchgesetzten, individualisierten und individualisierenden Selbstoptimierung an die Stelle der alten Diätetik wie der Foucault'schen Lebenskunst getreten, deren gemeinsames Kennzeichen nun eine nahtlose Umsetzung des Machbarkeitsanspruchs der Medizin in die private Lebensführung hinein ist, wo sie sich z.B. als Imperativ der Gesunderhaltung artikuliert.

3.5 Gesundheit als Leerstelle der Medizin und als Utopie

Die Medizin – und nur die Medizin – kann heute sagen, was Krankheit ist; tertium non datur. Sie stellt fest, wann ein Organismus nicht mehr normal, also krank ist, sie identifiziert eine vorliegende Krankheit, und wenn es gut läuft, hat sie nicht nur ein paar Ratschläge, sondern effiziente Therapien parat, um den Organismus wieder in die richtigen Bahnen zu lenken. Diesem Leistungsprofil steht eine bemerkenswerte Lücke gegenüber: Gesundheit kommt bei ihr nicht vor, weder in den Lehrbüchern noch in der Praxis: *Harrison's Principles of Internal Medicine* z.B. beginnen in der Auflage von 2012 mit einer großen »Introduction to Clinical Medicine«, und auch dem Thema Gender wird jetzt ein Kapitel gewidmet, aber über Gesundheit findet sich nichts, nicht einmal ein Eintrag im Register. Das ist in der deutschen Ausgabe genauso, und der Vergleich mit anderen Lehrbüchern beweist, dass dies keine Ausnahme oder schlicht Zufall, sondern ein systematischer Trend ist: Der »Schettler« beginnt klassisch mit der Kardiologie, der »Siegenthaler« jetzt modisch mit der Genetik, auch in diesen Lehrbüchern fehlt »Gesundheit« als Stichwort in den Registern.[19] Kaum anders sieht es in den Pathologie-Büchern aus, nirgends ein Kapitel zur Gesundheit oder ein entsprechender Registereintrag, allerdings oft ein paar einleitende Bemerkungen zur Geschichte der Pathologie, zur Krankheitslehre und zum Begriff Krankheit, wie eingangs dieses Kapitels aus dem »Böcker« zitiert. Der Befund ist eindeutig: Gesundheit ist kein Gegenstand der heutigen Medizin.

Natürlich darf man daraus nicht schließen, der Medizin sei ihr Ziel, die Wiederherstellung von Gesundheit, abhanden gekommen. Vielmehr ist für die Medizin so selbstverständlich, was »gesund« und »krank« heute bedeuten, dass sie sich mit diesen Fragen gar nicht mehr aufhält. Es mag viele gute Gründe geben, warum in der Medizin nicht mehr über Gesundheit nachgedacht wird und warum »Krankheit« nur noch für Fachphilosophen ein problematischer Begriff ist. Offenbar funktioniert die Medizin sehr gut mit einem pragmatischen Überspringen dieser Fragen, aber damit sind sie noch nicht beantwortet. Gesundheit kommt in der Theorie der Medizin, ihren Lehrbüchern und wissenschaftlichen Diskussionen nicht vor, weil für Gesundheit wesentlich ist, dass sie sich kaum auf eine Definition bringen lässt – und schon gar nicht auf eine rein naturwissenschaftliche.

Diese Besonderheit hat René Leriche, Chirurg und Mitglied des Collège de France, auf die wunderbare Formel gebracht, Gesundheit sei »das Leben im Schweigen der Organe«[20]. Denn auch noch das vor Aufregung klopfende Herz und der laut knurrende Magen verweisen als Ausnahmen auf die stillschweigende Geschmeidigkeit der Organfunktionen, die nie stillstehen. Ähnlich dem weiter oben erwähnten Wort Gadamers von der Verborgenheit der Gesundheit scheint also auch die Medizin gut damit zu fahren, Gesundheit zunächst einmal als unproblematisch vorauszusetzen: Kranksein ist ein Auf-sich-aufmerksam-Machen des Körpers, das zur Krankheit wird, wenn seine Organe nicht mehr stillschweigend ihren gewohnten Dienst tun. Außerdem besticht diese Definition dadurch, dass sie offenlässt, worin genau die Leistung der Gesundheit besteht und wie sie sich positiv beschreiben ließe. Gesundheit bleibt hier gezielt inhaltlich unterbestimmt als ein offener Bereich, in dem die Organe schweigend munter mittun. Wie immer das im Einzelfall aussieht, fest steht, dass hier nicht von vornherein an Normalparameter, Durchschnittswerte und Standardabweichungen gedacht ist.

An diesem Punkt berührt sich Leriches Formel mit der wohl berühmtesten und umstrittensten Definition von Gesundheit. Die Päambel der Verfassung der Weltgesundheitsorganisation (WHO) beginnt mit einer Definition, die vor mehr als sechzig

Jahren nicht wissenschaftlich ermittelt, sondern vielmehr politisch aufgestellt wurde: »Gesundheit ist ein Zustand des vollständigen körperlichen, geistigen und sozialen Wohlergehens und nicht nur das Fehlen von Krankheit oder Gebrechen.« Diese Definition taugt für den Alltag wenig. Man darf mit Recht bezweifeln, dass überhaupt jemals ein Mensch nach dieser Definition wirklich als gesund bezeichnet werden kann. Schwerlich lässt sich dieser Definition eine Richtschnur ärztlichen Handelns entnehmen, sie ist schlicht nicht operationalisierbar. Entsprechend heftig ist sie von Praktikern wie Theoretikern immer wieder kritisiert und belächelt worden.[21]

Noch bemerkenswerter als ihre konkrete Unhandlichkeit scheint mir das Faktum, dass die Definition im krassen Gegensatz zur damaligen weltpolitischen Situation entstand. Nicht einmal ein Jahr nach dem Abwurf der Atombomben auf Hiroshima und Nagasaki, als auch Europa noch weitgehend in Schutt und Asche lag und während Millionen Menschen als Verletzte und Flüchtlinge ein neues Leben beginnen mussten, wurde die WHO auf der Grundlage dieser Erklärung gegründet. Die WHO startete mit einer Gesundheitsdefinition als ihrer konkreten Utopie, ihre Gründung war ein Gegenentwurf zur alten Weltordnung und zur Menschenverachtung des Faschismus. Obwohl sie immer wieder als unwissenschaftlich und unbrauchbar kritisiert wurde, hat sich diese Definition dennoch gehalten, nicht nur als Gründungsdokument der WHO, der ohne Zweifel wichtigsten internationalen Gesundheitsorganisation, sondern als fortbestehende Mahnung daran, dass Gesundheit mehr ist als eine Reihe von Parametern, die begründen, dass keine akute medizinische Hilfe erforderlich ist. Gesundheit, das besagt die WHO-Definition, bemisst sich an einer je individuellen Utopie, am Gelingen des eigenen Lebens, das immer mehr ist als das bloße Funktionieren des Körpers.

Für eine in solcher Weise gefasste Gesundheit gibt es per definitionem keine Normalwerte, aber sehr wohl ein Wechselspiel von körperlichen Erfordernissen und sozialen Normen. Was zählt, ist allein das Wohlergehen. Dafür lassen sich hinsichtlich der körperlichen Dimension vielleicht noch gewisse Erwartungsparameter aus der medizinischen Erfahrung heranziehen, aber selbst hier kann die klinische Praxis ein Lied davon singen, wie oft individuelles Wohlergehen mit pathologischen Messwerten verknüpft ist und umgekehrt auch bei einem hochgradigen, fixierten Leiden gelegentlich doch nur Normalparameter zu finden sind. Auch psychisches und soziales Wohlbefinden lassen sich einigermaßen zuverlässig mittels standardisierter Fragebogen ermitteln, aber spätestens bei der Frage, wann Abweichung und Unzufriedenheit Krankheitswert zugesprochen bekommen sollen, wird klar, dass dabei nicht gemessen, sondern geurteilt wird. Hier beweist die WHO-Definition ihre Stärke, weil sie sich gar nicht auf eine Diskussion einlässt, wie Normalwerte und Gesundheit zusammenpassen.

3.6 Der Eigensinn des Lebendigen

Die WHO-Definition löst Krankheit und Wohlergehen aus ihrem wechselseitigen Bedingungsverhältnis. In eine ähnliche Richtung argumentieren die Disability Studies, wenn sie dafür plädieren, das Leben mit einer Behinderung nicht von der Abweichung her zu definieren, sondern als *anderes* Leben. Allerdings kommt es hier auf die richtige Perspektive an: Es kann nicht darum gehen, einen leidvoll einschränkenden Zustand beschönigend als individuelle Form von Gesundheit kaschieren zu wollen. Vielmehr kann umgekehrt die philosophische Analyse den Blick dafür schärfen, wie die Medizin mit einem falschen und verengten Gesundheitsbegriff zusätzlichen Schaden anrichtet, wenn sie Behinderungen medikalisiert. Ein besonders drastisches Beispiel lieferten dafür die Bemühungen der Orthopäden, Kinder der Contergan-Katastrophe per Prothesen auf Normalmaße zu trimmen. Selten wurde so krass deutlich, wie Normalwerte als Norm zum Zwang werden, wenn nicht danach gefragt wird, was im konkreten Fall die angemessene Form wäre, das Wohlergehen eines Patienten zu fördern (Bösl 2010; Nussbaum 2010). Erst der vehemente Einspruch von Behindertengruppen wie der »Krüppelinitiative« führte in Deutschland dazu, Gesundheit und Krankheit allmählich neu zu denken, nämlich als Fähigkeit zur gelingenden Interaktion in je spezifischen Umwelten.

Hier zeigt sich, dass Gesundheit als Wohlergehen sich nicht erschöpft im Horizont dessen, was die Medizin als Funktionieren eines Körpers erforscht, sondern wesentlich auch politisch bestimmt ist durch den Raum der Bedingungen für ein Funktionieren. Behindertengerechte Infrastrukturen im öffentlichen Raum sind sichtbarer Beweis dafür, dass hier ein Umdenken eingesetzt hat. Für die philosophische Betrachtung der Bedeutungsschichten von Gesundheit ist es allerdings nur ein erster Schritt, die Normierungstendenzen als Kehrseite von Normalitätsvorstellungen freizulegen. Behindertengerechtigkeit verbleibt im Horizont des Normalitätsdenkens. Sie erweitert die Zugangsrechte und Zugangsmöglichkeiten im Gedanken der Teilhabe, aber hinterfragt nicht den normierenden Standard. Politische Aktionen verweisen gelegentlich darauf, dass »Behindertsein« eine sprachliche Verdrehung von »Behindertwerden« ist, und markieren damit einen Punkt, an dem die Analyse weitergetrieben werden kann. Wenn Behinderung wesentlich von der Umwelt gemacht wird, muss das Funktionieren des betroffenen Körpers als Eigenart und nicht als Ausdruck einer Behinderung gedacht werden.

Leben vollzieht sich in vielen Formen und Varianten, die jeweils mit spezifischen Möglichkeiten und Bedingungen in Zusammenhang stehen. Einige Formen gehen mit einer größeren Bandbreite an Möglichkeiten einher, andere sind so spezialisiert, dass sie unter extremen Bedingungen Leben erhalten. Vermutlich besteht Leben darin, einen Spielraum auszunutzen und zu gestalten. Dies war der zentrale Gedanke von Canguilhems *Das Normale und das Pathologische*: Leben sei kein Entsprechen einer vorgegebenen Norm, sondern vielmehr die Fähigkeit zur Normsetzung (1974: 92), das Aufrechterhalten der Lebensvorgänge in und mit einer Umwelt. Normwerte spiegeln das Funktionieren eines Standards, sie messen die Abweichungen zwischen Modell und Maschine. Aber im Bereich des Lebens, so Canguilhems Argument, gibt es keine vorgegebenen Konstruktionspläne, sondern nur sich selbst realisierende Entwürfe. In diesem Sinne kann es keine allgemeingültige Definition der Gesundheit entlang des Konzepts der Normalwerte geben, sondern Gesundheit muss gedacht werden als die Wahrheit eines je individuellen, lebendigen Körpers – Gesundheit ist eine *Frage der Philosophie* (Canguilhem 2004; vgl. Canguilhem 2013). Sie wird von der Medizin verfehlt, sofern sie nicht um die Grenzen des Konzepts der Normalwerte weiß.

Behinderung in dieser Weise radikal als Alterität zu denken stellt eine weitgehend noch bevorstehende Herausforderung dar (Huth 2011). Ansätze dazu finden sich, wenn heute beispielsweise Autismus als eine Spezialisierung rekonzeptualisiert wird, die zur besonderen Interaktion mit Informationstechnologie befähigt. In ähnlicher Weise werden künstlerische, sportliche oder wissenschaftliche Ausnahmebegabungen gelegentlich als Spezialisierungen wahrgenommen, die mit Unbeholfenheit in anderen Lebensbereichen einhergehen kann. Stephen Hawking beispielsweise führte über viele Jahre ein Leben, das weitgehend von Assistenzsystemen aufrechterhalten wurde, ohne dass es sich auf seine körperlichen Einschränkungen reduzieren ließ.[22] Diese Beispiele operieren gleichwohl über die Logik der Ausnahme, die damit immer auch die vermeintliche Normalität eines Standards bestätigt. Davon abweichende Formen menschlichen Lebens nicht nur als gleichberechtigt anzuerkennen, sondern als Ausdruck derselben Lebendigkeit zu begreifen bleibt vorerst, so scheint es, weitgehend unabgegolten. Wie aktuell und ungelöst diese Aufgabe ist, verdeutlichen die gegenwärtigen Diskussionen zum Umgang mit Alzheimer-Patienten: Wie kann ein adäquater Umgang mit Menschen aussehen, deren Lebenshorizont davon geprägt ist, dass sie in steigendem Maße ohne kognitive Integrationsleistungen auskommen müssen?

Eine verschüttete medizintheoretische Spur für die Auseinandersetzung mit solchen Fragen bieten die klinischen Untersuchungen und philosophischen Reflexionen des Neurologen und Psychiaters Kurt Goldstein aus seiner Arbeit mit Hirnverletzten. Der Erste Weltkrieg hatte als weltpolitische Katastrophe und medizinischer Großversuch neben Millionen Toten zahllose Menschen zu Kriegskrüppeln gemacht, darunter auch viele Hirnverletzte. Dank verbesserter medizinischer Versorgung überlebten diese ihre oft schweren Verletzungen, zeigten aber subtile Störungen ihres Verhaltens, die sich nur teilweise ins Register einer strikten Lokalisierung von Hirnfunktionen einordnen ließen. Diese bis dahin weitgehend unbekannten Störungen motivierten Goldstein einerseits zu aufwändigen klinischen Beobachtungen in Zusammenarbeit mit Adhémar Gelb, aus denen später die Neuropsychologie hervorging. Andererseits veranlassten sie ihn zu einem fundamentalen Einspruch gegen die herrschende Krankheitstheorie – mit weitreichenden Folgen für die Konzeptualisierung von Gesundheit. Goldstein wertete die komplexen Krankheitsbilder seiner Patienten nicht als die Summe der Schädigungen, sondern erkannte in ihnen die Adaptionsbemühungen des geschädigten Organismus, mit den verbliebenen Vermögen erfolgreich in der Umwelt zurechtzukommen.

Krankheit war für Goldstein Ausdruck einer aktiven Auseinandersetzung und individuellen Anpassungsleistung. Deshalb konzipierte er die pathologischen Symptome der Hirnverletzten nicht als Defizite, aus denen sich wie bei einem Baukasten die Physiologie des Körpers zusammensetzen lässt. Für ihn manifestierten sich in den abweichenden Integrationsleistungen seiner Kranken die Konturen einer biologischen Integrationsfähigkeit, die aus den Einzelaspekten erst lebendige Funktionen macht. Diese Grundeinsicht entfaltete Goldstein nach seiner Vertreibung 1933 aus Nazi-Deutschland auf der ersten Station seines Exils systematisch zu einer biophilosophischen Theorie (Goldstein 1934/2014). In ihrem Zentrum steht der individuelle Organismus und dessen Vermögen zur Selbsterhaltung durch aktive Auseinandersetzung mit der Umwelt, die beim menschlichen Organismus wesentlich von abstrakten Syntheseleistungen abhängt und im Fall von Hirnverletzungen entsprechend komplexe Anpassungssyndrome zeigt. Vorausgegangen waren über zehn Jahre intensive Diskussionen mit seinem Cousin Ernst Cassirer, der zur selben Zeit an seiner Philosophie der symbolischen Formen arbeitete und in den residualen Integrationsleistungen von Goldsteins Patienten erstaunliche Parallelen, gewissermaßen ein biologisches Äquivalent zum Gelingen oder Verfehlen theoretischer Abstraktionen, erkannte.[23] Einen besonders aufmerksamen Leser fand Goldsteins Buch in Canguilhem, der dessen klinische Einsicht zu der These wendete, Leben sei Normativität und Gesundheit damit die Fähigkeit zur Normsetzung.

3.7 Gesundheit als Summe objektiver Funktionsparameter

Die bisherige Diskussion des Gesundheitsbegriffs hat vor allem Hinweise darauf gegeben, dass es offenbar sehr verschiedene Formen gibt, gesund zu sein, die mit dem Normalwertkonzept nur wenig zu tun haben. War die Medizin bei ihrer naturwissenschaftlichen Wende im 19. Jahrhundert nicht mit dem Anspruch angetreten, objektiv und wissenschaftlich präzise zu sagen, was Gesundheit ist? Welchen Beitrag leisten dann aber physiologische Forschungen zu einem angemessenen Verständnis von Gesundheit? Die moderne Biomedizin beruht auf der Leitvorstellung, dass Gesundheit und Krankheit sich ihrem Wesen nach nicht radikal unterscheiden. Die Prozesse des Krankheitsgeschehens folgen denselben Mechanismen, wie sie von der Physiologie für das Funktionieren des Körpers erforscht und beschrieben werden. Das war der Leitgedanke der Experimentalisierung des Lebens durch die Laborforschung. Die Mechanismen der Lebensprozesse sollten sich unter den künstlichen Bedingungen des Labors erschließen lassen, und Krankheit folgte denselben Gesetzen des im Labor erforschten Lebens.

Im Rahmen dieses Programms lässt sich Leben als Summe von Funktionsparametern beschreiben. Eine Reihe von ihnen sind essenziell und sehr eng reguliert, andere scheinen nur in einem losen Zusammenhang mit dem Fortbestehen menschlichen Lebens zu stehen und schwanken stark. Aber alle diese Werte lassen sich rein objektiv anhand ihres Bezugs zum Funktionieren des Lebens bzw. seiner Beeinträchtigung identifizieren und hinsichtlich ihrer physiologischen Schwankungsbreite charakterisieren. Im Krankheitsfall weichen die beobachteten Parameter so weit vom Üblichen ab, dass ihr Ausprägungsgrad klinisch einen Unterschied macht. Das ist ein statistisch-quantitativer Begriff von Krankheit, wie er von Christopher Boorse systematisch entwickelt und in vielen Diskussionen verteidigt wurde:[24] Ihrem wissenschaftlichen Kern nach, so lautet seine zentrale These, ist Medizin eine biologische Wissenschaft, was immer auch an kulturellen Leitvorstellungen in je konkrete Formen von Medizin Eingang gefunden hat. In Bezug auf die zentrale Kategorie ihres Handelns, die Feststellung einer Krankheit, soll sie sich ausschließlich auf objektive wissenschaftliche Analyse- und Messverfahren verlassen, denn Krankheitswert hat nur, was objektiv mit einer Funktionsstörung einhergeht.

Hochdruck, Blutzucker, Körpertemperatur, Entzündungsenzyme sind typische Beispiele: Sobald eine bestimmte Körperfunktion über einen als normal definierten Schwankungsbereich hinaus nach oben oder unten abweicht, kommt ihm ein Krankheitswert zu, wenn damit eine gesundheitsschädigende Funktionsstörung verbunden ist. Nach diesem Modell der funktionellen Störungen und ihrem Gegenstück der morphologischen Abweichung sind die verschiedenen Sparten der Pathologie konzipiert. Eine genetische Anomalie ist nicht etwa per se pathologisch, weil sie eine wesenhafte Abweichung vom korrekten Bauplan des Organismus darstellt, sondern nur wenn die Anomalie z.B. zu einer Verschiebung in der enzymatischen Ausstattung der betroffenen Zellen führt, mit der die normalen Schwankungsbreiten für bestimmte Stoffwechselfunktionen nicht mehr eingehalten werden, oder zu einer kanzerogenen Entartung. Selbst noch eine Infektion, also der Überfall durch einen Krankheitskeim und dessen Einnisten, führen letztlich erst durch die Störungen im Stoffwechsel zu Veränderungen in den betroffenen Organen, bzw. durch bestimmte Blockaden oder durch die Konsequenzen der Infektabwehr zu den Symptomen einer Infektionskrankheit. Je erfolgreicher dieses Modell quer durch die verschiedenen Spezialisierungsrichtungen der klinischen Medizin und als Rahmen für die laborwissenschaftliche Forschung funktioniert, umso stärker hat sich damit auch die Vorstellung gefestigt, dass mit diesem Konzept zugleich auch schon inhaltlich fixiert sei, was Gesundheit eigentlich ist, nämlich die Summe der Normalwerte, also der normalerweise erwarteten Funktionsparameter. Das ist die Konzeption von Gesundheit, wie sie sich im Siegeszug der Laborwissenschaften in der Medizin allgemein durchgesetzt hat. Sie treibt die medizinische Forschung permanent zu weiteren Entdeckungen auf dem Feld der Identifizierung von pathologisch relevanten Reaktionsmechanismen und Funktionsketten an.

Dieses Normalwerte-Konzept von Gesundheit steht nicht nur im Zentrum der heutigen Medizin, es ist auch mit vielen kulturellen Dimensionen menschlichen Lebens verknüpft und als Prozess der Normalisierung politisch fest in westlichen Gesellschaften verankert (Link 1997). Immer wenn ein pathologischer Parameter gefunden werden kann, erweist das eine medizinische Diagnose als objektiv, und der Betroffene wird zugleich von der Verantwortung für die Krankheit entlastet, zur Mitwirkung bei der Wiederherstellung der Gesundheit verpflichtet und juristisch-sozial von seinen Alltagsaufgaben entbunden. Allein schon dieser soziopolitische Kontext der Diagnosestellung verdeutlicht, dass jede Diagnose einer Krankheit auch ein normatives Urteil mit weitreichenden individuellen und sozialen Konsequenzen ist. Diese soziopolitische Seite der Krankheitsfeststellung blendet Boorse nicht zuletzt deswegen systematisch aus, weil er auf die objektivierende Fundierung des Krankheitsbegriffs die Legitimation der sozialen Funktion einer Diagnosestellung stützen will.

Gesundheit und Krankheit sind also gleichermaßen deskriptive wie präskriptive Begriffe. Ein vermeintlich rein deskriptiver Krankheitsbegriff, wie ihn Boorse propagiert, verfehlt nicht nur, wie nach den bisherigen Ausführungen deutlich geworden sein sollte, wesentliche Aspekte von Gesundheit, sondern treibt seinerseits die Normalisierung voran.[25] Die gute Operationalisierbarkeit des deskriptiven Krankheitskonzepts hat die Durchschlagskraft des Normwertkonzepts wesentlich befördert. Neben seinem pragmatischen Erfolg im klinischen Alltag hat gerade die politisch fest verankerte und grundsätzlich bewährte soziale Relevanz medizinischer Diagnosestellung dazu beigetragen, dass Gesundheit nicht (mehr) utopisch positiv bestimmt wird wie in der WHO-Definition, sondern mittels eines Ausschlussverfahrens, wenn alle Messzahlen von einem untersuchten Körper im Rahmen der üblicherweise zu beobachtenden Streubreite liegen. Die Kehrseite dieser Enthaltsamkeit der modernen Biomedizin hinsichtlich einer substanziellen, positiven Bestimmung von Gesundheit ist eine besonders starre und leere Definition von Gesundheit – die Schablone eines Sets von Normalparametern. Was Gesundheit ist, vermag die Medizin nicht zu sagen, aber mit jeder Untersuchung und entlang des medizintechnischen Fortschritts kann sie immer präziser das Vorliegen einzelner Krankheiten bestätigen bzw. (vorläufig) ausschließen.

3.8 Die Last der Prävention

Wenn Gesundheit eine Leerstelle in der Theorie der Medizin markiert, ist der Vorwurf nicht mehr weit, Medizin würde bloß Krankheiten ausschließen, statt Gesundheit zu befördern. Er wird nicht nur so oft erhoben, dass eine nähere Betrachtung lohnt, sondern er erlaubt auch, das Dilemma der modernen Medizin im Umgang mit Gesundheit noch genauer herauszuarbeiten. Warum konzentriert sich Medizin auf die mühselige, kostspielige und oft wenig aussichtsreiche Reparatur von Krankheitszuständen, anstatt deren Auftreten zu verhindern? Das klingt doch nach einer schlechterdings nicht von der Hand zu weisenden besseren Alternative. Ohne Zweifel werden in westlichen Gesellschaften die größten Summen für die Behandlung von Krankheiten und nicht für Vorsorge ausgegeben, obendrein zumeist in der letzten Lebensphase, also ohne großen Gewinn hinsichtlich Lebenszeit und Lebensqualität. Deshalb wird der Ruf nach mehr Prävention inzwischen gern auch von politischer wie medizinischer Seite erhoben. Aber eine Medizin, deren besondere Leistungsfähigkeit im Erkennen und Behandeln von Krankheiten liegt, ist allein schon aufgrund dieser methodischen Orientierung schlecht disponiert zur günstigen Beeinflussung von Krankheitsrisiken. Denn wegen der besonderen Ausrichtung der Medizin auf das Erkennen und Behandeln von Krankheiten droht Prävention mehr Schaden anzurichten, als Gesundheit zu befördern. Zur Erläuterung dieser These ist ein Vergleich mit anderen Medizinkulturen hilfreich.

In der antiken Medizin z.B. spielte die Kunst der Prognose eine weit größere Rolle im professionellen Handeln des Arztes als heute. Prognose ist nicht Prävention, insbesondere nicht im modernen Wortsinn, aber bei der hippokratischen Form ärztlichen Handelns stimmte beides gut zusammen. Die Prognose war einerseits die entscheidende Voraussetzung für Professionalität, denn nur aus einer sicheren Abschätzung, ob sich im vorliegenden Fall die Selbstheilungskräfte der Natur günstig lenken und unterstützen ließen, konnte erfolgreich ärztlich gehandelt werden. Andererseits ließ sie sich leicht mit dem therapeutischen Gespräch und den diätetischen Ratschlägen im Rahmen der antiken Lebenskunst verknüpfen, zumal ärztliches Handeln zu wesentlichen Teilen aus Prävention bestand.[26] Prävention und Prognose waren dabei – wie übrigens auch die Maximen des hippokratischen Eides – weniger Ausdruck einer besonderen, moralisch-ethischen Orientierung, sondern Teil einer geschickten Positionierung auf dem damaligen Gesundheitsmarkt: Ärztliche

Expertise ließ sich eindrucksvoll an einer zutreffenden Prognose unter Beweis stellen, und dieses Können war zwingend erforderlich, um keine aussichtslosen Fälle anzunehmen und damit den eigenen Ruf zu gefährden. Die Prognose als Fähigkeit zur Abschätzung, ob im vorliegenden Fall präventives und therapeutisches Handeln Aussicht auf Erfolg haben könnte, war also Ausdruck eines klugen Umgangs mit Unsicherheit angesichts eines begrenzten therapeutischen Könnens. »Resilienz« lautet dafür das Stichwort in aktuellen Diskussionen und meint ziemlich genau das Gegenteil von medizinischer Prävention.

Inzwischen lässt sich medizinischen Verlaufsbeobachtungen und klinischen Studien vergleichsweise genau entnehmen, welche Aussichten auf Erfolg ein bestimmtes Therapieverfahren hat. Aber die ärztliche Kunst und ethische Verpflichtung bestehen dem heutigen Selbstverständnis nach gerade darin, keine noch so kleine Chance, wenn sie einigermaßen verträglich ist, auszulassen – was schon durch die offene Mitteilung einer ungünstigen Prognose gefährdet werden könnte. Und zu Recht beklagen sich Patienten, dass sie von ihren Ärzten zu früh aufgegeben worden seien, wenn wider Erwarten ein Krankheitsverlauf doch günstiger ausfällt. In einer handlungsfokussierten und wirkmächtigen Medizin wird eine abwartend-skeptische Haltung schnell zu schlecht legitimierbarem Zögern.

Die Forderung nach mehr Vorsorge und Prävention geht zudem am epistemologischen Kern einer Medizin vorbei, die keine Gesundheit feststellen, sondern nur Krankheiten ausschließen kann und deshalb mit jedem Präventionsprogramm auf die Grenzen ihres eigenen diagnostischen Vorgehens gestoßen wird. Nicht ohne Grund ist die diagnostische Leitkategorie der Biomedizin der negative Befund, der eine konkrete Krankheit ausschließt und damit gerade keine negative Prognose für den Patienten impliziert. Weil Medizin die Lehre von den Krankheiten, ihrer Diagnose und Therapie ist, kann Medizin nicht anders vorgehen, als das Vorliegen von Gesundheit nach einem Ausschluss von Krankheiten anzunehmen. Typischerweise ist dabei das Orientierungszeichen die konkrete Beschwerde des Patienten, und in Ermangelung dessen – wie bei der Vorsorgeuntersuchung – bleibt der Medizin nichts anderes als das Stochern im Nebel der erhobenen Normalbefunde. Die Forderung nach mehr Prävention klingt nur so lange gut, wie man diese Logik, also die Wissensordnung und Handlungsorientierung der Medizin, ignoriert. Mehr Prävention kann im (gar nicht so seltenen) Einzelfall durchaus eine zuvor unbekannte, nicht wahrgenommene oder nicht für wesentlich erachtete Erkrankung feststellen und damit einer frühzeitigen und wirkungsvollen Behandlung zuführen. Aber im diagnostischen Paradigma der Biomedizin kann Prävention ihrer Natur nach keine Gesundheit feststellen oder gar befördern. Das ist der Unterschied der biomedizinischen Prävention zur alten Diätetik der Lebenskunst.

Den nur schwer bestimmbaren positiven Zielen der Prävention stehen dabei präzise berechenbare negative Konsequenzen gegenüber – trotz aller guten Absichten, die diese Maßnahmen haben. Weil die Medizin in ihrem diagnostischen Apparat über eine Logik des Ausschlusses von Krankheiten operiert, führt jedes Screening gemäß der Aussagesicherheit der verwendeten Tests mit einer gewissen Wahrscheinlichkeit zu falsch-positiven Aussagen, also zum Nachweis von pathologischen Werten trotz fehlender Krankheit. Auf den ersten Blick mag man dies schlicht für eine billigend in Kauf zu nehmende Nebenerscheinung einer sorgfältig vorgehenden Medizin halten, aber in einem Präventionsprogramm verkehren sich dabei leicht Zweck und Folgen der Maßnahme: Aufgrund falsch-positiver Befunde werden nicht nur unnötige Krankheitsängste geschaffen, sondern es wird eine Kaskade von Folgeuntersuchungen ausgelöst, in deren letzter

Konsequenz mehr Schaden angerichtet als Leben gerettet wird. Denn jede medizinische Maßnahme, selbst eine einfache Blutuntersuchung, ist auch bei sachgerechter Durchführung mit einem gewissen Risiko behaftet. Die Tücke steckt in der Übertragung von Verfahren, die sich im gut begründeten Einzelfall hervorragend bewährt haben, auf große Kollektive.

Hier ist eine kleine statistische Überlegung erforderlich. Ein Test, der 99 Prozent aller in einer Population existierenden Kranken richtig identifiziert (Sensitivität 99 Prozent) und nur in fünf Prozent der Untersuchungen falsch-positiv anschlägt (Spezifität 95 Prozent), scheint hervorragend geeignet und kann sich durchaus auch im klinischen Kontext, also an einer Patientengruppe, bei der die zugehörige Krankheit regelmäßig vorliegt, sehr gut bewährt haben. In Abhängigkeit von der Seltenheit dieser Krankheit erzeugt derselbe Test aber unter Bedingungen seiner Anwendung an großen Populationen eine hohe Zahl falsch-positiver Ergebnisse, welche die Zahl der Detektionen von Krankheitsfällen bei Weitem übersteigen kann. Wenn eine Krankheit eine (durchaus realistische) Auftretenswahrscheinlichkeit von 1: 100 000 hat, muss man bei einer Population von zehn Millionen Menschen mit einhundert Krankheitsfällen rechnen, von denen der Test aufgrund seiner Detektionsrate von 99 Prozent also nur einen Fall übersieht, während die übrigen Fälle korrekt erkannt werden. Aber von den Fällen ohne Krankheit würden nur 95 Prozent (9 500 000 Fälle) ausgeschlossen. Der Preis für die Erkennung der einhundert Krankheitsfälle sind 500 000 Menschen mit einem initialen positiven Ergebnis. Auf jeden neu identifizierten Krankheitsfall kommen also 5000 Fälle einer falschen, allein durch die guten Absichten der Prävention verursachten Verunsicherung. In diesen Fällen sind nicht nur unnötige Sorge, sondern weitere Untersuchungen vorprogrammiert, die von vergleichsweise unproblematischen Testwiederholungen zu immer invasiveren Untersuchungen reichen, in deren Folge es in einem geringen Prozentsatz zu Verletzungen kommen wird, von denen einige mit irreparablen Schäden einhergehen. Hinzu kommen unbeabsichtigte Kollateralschäden bis hin zu Verkehrsunfällen auf dem Weg zu den eigentlich unnötigen ärztlichen Zusatzuntersuchungen.

Diese in statistischer Hinsicht trivialen, aber kontra-intuitiven Tatsachen sind die wissenschaftlichen Hindernisse für wirkungsvolle und nützliche Präventionsprogramme einer auf echte Früherkennung und nicht auf einfache Allgemeinmaßnahmen wie Sport und gesunde Ernährung abstellenden Vorsorgemedizin. Die Zahlen für Krankheitshäufigkeit und Testzuverlässigkeit klaffen bei Screening-Programmen wie der Mammographie nicht so weit auseinander wie die Zahlen im Rechenbeispiel, unterstreichen aber die grundsätzliche Problematik: Der Evaluationsbericht zum Mammographie-Screening-Programm in Deutschland nennt für 2011 etwa 2,7 Millionen durchgeführte Mammographien, wobei 130 000 Patientinnen zur weiteren Abklärung auffälliger Befunde aufgefordert wurden und in 17 000 Fällen eine Brustkrebserkrankung gesichert werden konnte. Beim Mammographie-Screening kommen also auf eine gesicherte Früherkennung etwa sieben Verdachtsfälle mit letztlich unnötiger Sorge bzw. weiterer medizinischer Abklärung.

Als weiteres Problem kommt die Medikalisierung bislang gesunder Biographien hinzu. Aufgrund des Screening-Programms werden in Deutschland Brustkrebserkrankungen inzwischen in einem früheren Stadium erkannt, was mit einer deutlich besseren Behandelbarkeit einhergeht und deshalb grundsätzlich wünschenswert erscheint. Aber diese erfolgreichen Behandlungen einer frühzeitig erkannten Erkrankung bedeuten – so zwingend sie aus der Handlungslogik der Medizin erscheinen – auch eine Medikalisierung des betroffenen Lebens. Aufgrund der schlechten Prognose von Brustkrebs im unbehandelten Verlauf und der durch Früherkennung deutlich verbesserten Behandlungsmöglichkeiten wird man in diesem Fall der insgesamt positiven Bilanz des Evaluationsberichts zustimmen, insbesondere vor dem Hintergrund, dass das Programm nachgewiesenermaßen zu einer Verbesserung des diagnostischen Vorgehens geführt hat und weniger Untersuchungen außerhalb des kontrollierten Screenings erfolgen. Aber bei Krankheiten mit schleichendem Verlauf und schlechter Behandelbarkeit stellen nicht nur die statistischen Kollateralschäden, sondern der zweifelhafte Nutzen der Früherkennung den Sinn eines Screeningprogramms infrage, dessen Folge ein Leben im Licht und Schatten der Medizin ist. Besonders problematisch sind hier die sogenannten Zufallsbefunde. So werden z.B. im Rahmen von Kernspinuntersuchungen des Kopfes gelegentlich Aussackungen der Hirnarterien gefunden, bei denen dann die Gefahr der spontanen lebensbedrohlichen Blutung, die aber nicht unbedingt eintreten muss, gegen die Gefährdung durch eine präventive, also möglicherweise unnötige Operation abgewogen werden muss.

Im Normalfall ärztlicher Praxis dient die diagnostische Technik dem Auffinden der Ursachen für konkrete Beschwerden, weshalb die Frage nach der Zuträglichkeit diagnostischen Wissens lange Zeit ignoriert werden konnte. Aber Prävention zielt darauf, dieselbe Diagnostik ohne vorausgehende Beschwerden anzuwenden, daraus resultiert ein systematisches Problem im Umgang mit dem gewonnenen Wissen. Ein auch in der Öffentlichkeit viel diskutiertes Thema stellen dabei prädiktive genetische Tests dar, die, anders als ihr Name nahelegt, gerade nicht eine Erkrankung vorhersagen, sondern nur ein Risiko bestimmen können, bei dem oftmals ungeklärt bleibt, in welcher Form die diagnostizierte Krankheit sich manifestieren wird. Ein stark erhöhtes Risiko für eine lebensbedrohliche Erkrankung vor dem

Hintergrund gehäufter Fälle in der Familie wie bei Angelina Jolie macht die Entscheidung der Schauspielerin für eine radikale Amputationstherapie mangels guter Alternativen nachvollziehbar. Aber wenn einer Medizin zur Prävention nichts anderes zu Gebote steht als eine Amputation, wirft das ein bezeichnendes Licht auf ihren Beitrag zur Lebenskunst. Auch bei klassischen genetischen Erkrankungen wie Chorea Huntington, die bei den Betroffenen in der zweiten Lebenshälfte zu einem Krankheitsbild führt, das mit ungewollten Bewegungen und unbedachtem Verhalten beginnt und über Sprech- und Schluckstörungen, Demenz und Bewegungsstörungen allmählich zum Tod führt, beschränkt sich das Können der Medizin weitgehend auf eine Diagnostik der genetischen Aberration. Erschwerend kommt noch hinzu, dass die genetische Diagnostik keine sicheren Aussagen über die Ausprägung und den Verlauf der Krankheit erlaubt. Das Beispiel lehrt deshalb etwas anderes: In einer Situation, in der nicht einmal heroische Eingriffe wie eine Amputation das diagnostizierte Schicksal abwenden können, bei der aber unklar bleibt, wann es eintreten wird und obendrein noch, wie es sich überhaupt manifestieren wird, mussten die Betroffenen lernen, mit dieser neuen Form sicheren Unwissens umzugehen und mit der Unzulänglichkeit scheinbar perfekter medizinischer Diagnostik (Solhdju 2018).

Die Situation dieser Menschen gleicht in bemerkenswerter Weise dem Leben mit einem antiken Orakelspruch, wie es von Sophokles' Ödipus-Dramen über Sigmund Freuds *Traumdeutung* bis zu Christa Wolfs Kassandra-Roman literarisiert wurde. Wenn Betroffene sich dann auch noch zu Gruppen zusammenschließen, die auf faszinierende Weise ihr Leben im Horizont solcher ungewissen Gewissheiten zu artikulieren verstehen, werden sie zu Botschaftern eines biomedizintechnisch entzauberten Lebens. Die »Huntingtonians« diskutieren z.B., ob mangelnde Krankheitseinsicht Teil des Krankheitsbildes oder Ausdruck des Widerstands gegen vorauseilende Medikalisierung sei, weil doch erst die Medizin die Situation rätselhaft gemacht hat.[27] Selbstverständlich lässt sich ihre Situation nicht mit der von Betroffenen der »normalen« Medizin vergleichen, allein schon weil kein leidvolles Krankheitsereignis der Diagnose vorausgeht, sondern die Not des Erkranktseins wesentlich in der Diagnose besteht.

Kranksein ist immer ein individuelles Schicksal, auch wenn die Erkrankung wie im Lehrbuch verläuft. Krankheiten sind vielgestaltig, und das Leben mit ihnen entzieht sich der Kategorisierung wie die Gesundheit selbst. Selbsthilfegruppen und Angehörigen-Initiativen können dabei ein wichtiger Ort der Artikulation sein. Für die hier entfaltete Diskussion zur Gesundheit leisten sie vor allem die Einsicht, dass die Alternative zur Unterwerfung unter die moderne Medizin nicht eine Rückkehr in eine vermeintlich ursprüngliche, nun aber verlorene natürliche Einheit mit dem Körper in Gesundheit sein kann. Als Kulturwesen müssen Menschen sich ihren gesunden oder kranken Körper immer wieder neu aneignen. Auf ihre Weise macht das auch die Medizin, wenn sie diesen Körper als Biomaschine konzeptualisiert. Unsere Kultur stellt aber mehr Optionen bereit, als im biowissenschaftlichen Wissen aufgehoben sind. Das Leitbild der medizinischen Prävention ist nicht die gesunde Lebensführung oder das Wohlbefinden, denn beide sind zu unspezifisch und oft trügerisch, sondern der dank der diagnostischen Möglichkeiten gläserne Patient. Prävention unter dem Paradigma der Biomedizin ist Gesundheitsförderung im Modus der Schadensabwehr. Echte Vorsorge ist mit den Mitteln einer kurativen Medizin nicht zu haben, sondern nur als Wiederentdeckung der alten Kunst einer auf den individuellen Körper gerichteten Aufmerksamkeit.

3.9 Gesundheit in globaler Perspektive

Die Dominanz objektivierbarer Krankheiten im Umgang der westlichen Biomedizin mit Gesundheit und Kranksein führt zur Frage nach weniger einseitigen Alternativen. Als Beispiel waren hier bereits die Betroffenen-Initiativen und die Disability Studies vorgestellt worden. Lassen sich damit auch die Vorstellungen anderer Kulturen von Gesundheit und Krankheit unabhängig von den Kategorien der modernen Biomedizin rekonstruieren, also ohne auf die dabei vorherrschenden Dichotomien von Wirklichkeit/Erscheinung, Körper/Geist, Gesundheit/Krankheit, Therapie/Placebo zurückzugreifen? Diese Frage im Detail weiter zu verfolgen würde den Rahmen dieser Einführung sprengen. Aber drei Stichworte seien noch angeführt, um die Relevanz dieser Fragen anzuzeigen.

Zur westlichen, biomedizinischen Konstruktion von Krankheit gehört, sie wesentlich als eine Naturtatsache zu konzipieren, von der aus jegliche alternative Perspektive schnell als unwissenschaftlich erscheint. Der Medizinanthropologe Arthur Kleinmann hat diese Diskreditierung pluralistischer Ansätze seitens der westlichen Biomedizin als Schlusspunkt einer großen geistesgeschichtlichen Entwicklung in den Kontext der Herausbildung der Anschauung einer einheitlichen, objektiven und dauerhaften Wirklichkeit seit der platonischen Ideenlehre und ihrer Überführung in den Monotheismus gestellt (Kleinmann 1993). Demgegenüber seien nicht-westliche Medizinkulturen weit weniger geschlossen, tolerierten verschiedene und untereinander widersprüchliche medizinische Richtungen und überkommene Ansätze würden nicht vollends überwunden. Angesichts der konkreten Vielfalt von Gesundheitsvorstellungen und therapeutischen Richtungen kann man die generelle Gültigkeit von Kleinmanns These bestreiten. Immerhin erfreuen sich heterodoxe medizinische Anschauungen auch in westlichen Kulturen großer Beliebtheit. Allerdings darf man dabei nicht übersehen, dass auch alternativmedizinische Richtungen sich einem wissenschaftlichen Weltbild verpflichten und oftmals noch dogmatischer verfasst sind als die sogenannte »Schulmedizin« mit ihrem rigorosen Skeptizismus, der immerhin zu ausgefeilten Regimen der kritischen Prüfung geführt hat. Solange alternativmedizinische Richtungen mit der Biomedizin darum streiten, wer recht hat, bestätigen beide damit ihr Festhalten an der Vorstellung einer universalen und objektiv feststellbaren Wirklichkeit. Das war der Grund dafür, in diesem Kapitel medizinische Leitvorstellungen und Krankheitstheorien nicht über die Diskussionen zwischen den streitenden Richtungen, sondern über die dazu querliegenden Perspektiven von Goldstein, Canguilhem, der Disability Studies und der Betroffenen-Initiativen einzuführen.

Einen interessanten Sonderfall der kulturvergleichenden Diskussion zu Krankheitsvorstellungen stellt die Einführung der sogenannten »culture bound syndromes« in die Psychiatrie dar.[28] Dabei handelt es sich um kulturspezifische Störungen mit psychischen und somatischen Symptomen, die aus dem Konflikt medizinischer Kulturen herrühren, weil sie an der Nahtstelle verschiedener Krankheitskonzepte und Wirklichkeitsvorstellungen situiert sind. Sie wurden 1994 ins *Diagnostic and Statistical Manual* (DSM-IV) der American Psychiatric Association aufgenommen, obwohl ihnen fest umrissene Äquivalente in der Biomedizin fehlten, und die entsprechenden Passagen wurden bei der Überarbeitung zum DSM-V revidiert.[29] Die Situation mag in der Psychiatrie mit ihren umkämpften Krankheitseinheiten besonders zugespitzt sein, aber konkurrierende Krankheitsbeschreibungen dürften auch sonst in der Medizin vorkommen, allein schon weil das Organismusmodell der Medizin vom allgemeinen Körperverständnis abweicht.[30] Deshalb stellt sich die

Frage, ob die Exponierung dieses Problems als eines Sonderfalles der transkulturellen Psychiatrie die grundsätzliche Problematik nicht eher verschleiert. Weil Menschen nicht nur in der Welt der objektiven Maßstäbe der Biomedizin leben, sondern auch in eigenen Lebenswelten mit ihrer jeweiligen Rationalität, entstammen subjektive Beschwerden und objektive Befunde zumeist verschiedenen Welten, die allenfalls punktuell übereinstimmen und sich nur in Ausnahmefällen restlos zusammenfügen lassen. Der Fehler liegt nicht bei der Behauptung ihres Zusammenhangs, sondern bei der Vorstellung, keine anderen Zusammenhänge berücksichtigen zu können als solche, die biomedizinisch rekonstruierbar sind. Ärztinnen und Ärzte benötigen deshalb zusätzlich zu ihrem Fachwissen die Fähigkeit, ihren Patienten gegenüber ein offenes Ohr dafür zu bewahren, wie medizinischer Befund und lebensweltliche Perspektive möglicherweise auseinanderklaffen (Greco 2017). Nur dann haben sie eine Chance, das medizinisch Richtige auch in der erwarteten Weise wirken zu lassen. Und nur dann hat auch Gesundheit wieder eine Chance, in ihr Recht zu treten, also sich ins Schweigen der Organe zurückzuziehen.

Die Einführung der globalen Perspektive eröffnet schließlich noch einen ganz anderen Ausblick auf Gesundheit, gewissermaßen von einem anderen Stern: Bei Gesundheit geht es zuvörderst um ein individuelles Leben. Zwar sucht die pathologische und physiologische Forschung nach allgemeinen Regeln, aber anders als die Erklärungen in den Naturwissenschaften dienen auch sie vornehmlich der Erklärung einzelner Krankheiten bzw. individueller Krankheitsverläufe und weniger dem Auffinden allgemeiner pathologischer Prinzipien. Deshalb haben Philosophen wie Canguilhem (1974) oder auch Lennart Nordenfelt (1987) gegen die abstrahierenden Tendenzen der Biomedizin das Individuum als Akteur bzw. Ort von Gesundheit und Krankheit starkgemacht.

Gleichzeitig resultieren Krankheiten zumeist aus der Interaktion in einem Milieu, sind also nicht Kennzeichen der Individualität eines Organismus, sondern beziehen sich auf einen kollektiven Zusammenhang. Damit müsste es möglich sein, Gesundheit jenseits der rassistischen Vorstellungen eines gesunden »Volkskörpers« kollektiv zu denken, als Frage nach der Gesundheit eines Systems (Méthot 2014). Zu den bestechenden Wendungen der Biophilosophie aus dem Determinismus der genetischen Molekularbiologie hin zu den komplexen Zusammenhängen der Systembiologie gehört die Reflexion auf Gesundheit als Produkt kollektiver Prozesse bzw. als Zustand eines Ökosystems oder auch des Planeten.

Bereits Canguilhem hatte ins Zentrum seiner Untersuchung die Beobachtung gestellt, dass das Pathologische ein Spezifikum des Lebendigen ist. Physikalische Phänomene oder chemische Prozesse können nicht pathologisch entgleiten, sondern nur den von der Natur vorgegebenen Regelmäßigkeiten folgen, wie sie die Naturwissenschaften ausbuchstabieren. Das Organische hingegen operiert in einem Raum, der nach außen durch das Pathologische begrenzt wird. Dies lediglich negativ, nämlich als Preis seiner komplexen Organisation zu denken wäre der Fehler, der aus dem Maschinenparadigma resultiert, dem Canguilhem die *Erkenntnis des Lebens* (2009) gegenüberstellt. Gesundheit wird dann zur Chiffre für den Freiraum des Lebendigen. Im Lichte der hier diskutierten Gesundheitsvorstellungen und Krankheitsbegriffe erscheinen die verschiedenen Krankheitstheorien der Medizin als eine Serie von Umbesetzungen im Sinne von Hans Blumenberg, also als »Umbesetzung vakant gewordener Positionen von Antworten, deren Fragen nicht eliminiert werden konnten«.[31] Im Prozess der wissenschaftlichen Forschung wurde ex negativo als Gesundheit zu fassen versucht, was sich seiner Selbstverständlichkeit wegen der wissenschaftlichen Einholbarkeit entzieht. Gesundheit, das wäre die Konsequenz dieser Analyse, ist eine absolute Metapher, die sich nicht in wissenschaftliche Begrifflichkeit auflösen lässt.

4. Praxeologie – Orte ärztlichen Handelns

Nicht die Gesundheit ist der Gegenstand der Medizin, sondern die menschlichen Krankheiten. Ihnen widmet sie sich mit einer geregelten Praxis, in deren Konsequenz die Krankheiten feste, wenngleich revidierbare Formen gewinnen und die Medizin sich als Profession stabilisiert. Wie handeln Ärztinnen und Ärzte? Welche Formen von Medizin entstehen an den verschiedenen Orten aus den lokalen Konfigurationen therapeutischen Handelns? Entlang dieser beiden Leitfragen verfolgt das Kapitel zentrale Wendepunkte einer Medizin, die sich als Wissenschaft etabliert und von anderen Heilformen abkoppelt (4.1). Erst spät werden das Krankenhaus und die körperliche Untersuchung als Handlungszentrum positioniert (4.2), dem nach dem Anschluss an die Naturwissenschaften das Labor als Forschungsort korrespondiert (4.3). In der Serie ihrer klinischen Erfolge wird sie zu einer Machbarkeitsmedizin (4.4), deren anschwellende Wissensbestände eigene Formen der Wissensorganisation hervorbringen und ihre Transformation zur Biomedizin vorantreiben (4.5). Als Maschinenmedizin verdankt sie ihr Können den Techniken einer Repräsentation aller relevanten Informationen in einem Datenkörper, der inzwischen zum Aktionsraum ihrer therapeutischen Aktivitäten avanciert ist (4.6). Aber Medizin geht nicht im wissenschaftlichen Forschen auf, sondern in ihrem Zentrum steht das therapeutische Handeln, dessen wissenschaftliches Paradigma heute die evidenzbasierte Medizin ist (4.7). Deren Leitlinien legitimieren die heutige ärztliche Praxis, aber ihr therapeutisches Repertoire verdankt sie einer klinischen Forschung. Was ist der Maßstab ärztlichen Handelns jenseits bereits etablierter Heilverfahren? In welchem Verhältnis stehen dabei Ethik und Erkenntnisgewinn (4.8)?

4.1 Theorie und Empirie, Wunder und Wellness: eine Basistypologie

Krankheiten sind weder unerklärliches Schicksal noch göttliche Strafe, sondern haben natürliche Ursachen und lassen sich erklären. – Das war schon die zentrale Aussage der hippokratischen Schrift über die Epilepsie, und sie bringt ein Grundverständnis auf den Punkt, das bis heute als Kennzeichen einer wissenschaftlichen Medizin gilt:

> »Mit der sogenannten heiligen Krankheit verhält es sich folgendermaßen: Sie ist nach meiner Ansicht keineswegs göttlicher oder heiliger als die anderen, sondern wie die anderen Krankheiten so hat auch sie eine natürliche Ursache, aus der sie entsteht.« (Hippokrates 1994: 164)

Trotz dieses bis heute gültigen Ausgangspunkts hat die moderne Medizin freilich mit ihrem antiken Vorläufer nur wenig gemein, was nicht nur am enormen medizinisch-technischen Fortschritt liegt, sondern auch daran, dass die antike Medizin auf einer anderen Körpervorstellung ohne Organpathologie beruhte. Anstatt aus der Kontinuität wissenschaftlicher Erklärungen eine lange Tradition von Theorie und Wissenschaft in der Medizin zu rekonstruieren, wie von der Ideen- und Medizingeschichte oft praktiziert (Rothschuh 1978), sollen hier die verschiedenen Formen der Praxis, denen sich Wissen und Theorie verdanken, näher charakterisiert werden, um das in ihnen artikulierte Wechselspiel von Wissen, Können und Handeln, von Wirklichkeitsbeschreibung, Wirklichkeitskonstruktion und Wirklichkeitsintervention auszuloten.

Gleichwohl lohnt sich der Blick auf die griechische Antike, insbesondere wenn über die kanonische Verengung auf Hippokrates als frühem Hochpunkt der Medizintheorie hinaus die Vielfalt medizinischer Kulturen betrachtet wird. Denn damit lässt sich bereits eine Basistypologie medizinisch-heilkundiger Praktiken aufspannen, die vor allem die Grenzen ärztlicher Tätigkeit zu vergegenwärtigen hilft. Allein schon die Bandbreite der im Corpus Hippocraticum zusammengefassten Texte belegt den hohen Stand medizinischen Könnens wie auch die Vielfalt der Ansätze. Neben einem stark auf Theorie und Naturphilosophie gestützten Typus medizinischen Handelns setzten andere Ärzte auf eine Akkumulation von Wissen aus der Beobachtung einzelner Krankheitsverläufe, also auf eine Form regelgeleiteter Empirie.[32] Schon für die Antike lässt sich damit ein Widerstreit zwischen wissenschaftlicher Theorie und wissensbasierter Empirie nachweisen. Über alle Unterschiede hinweg gilt für die hippokratische Medizin der eingangs zitierte Grundsatz, Krankheiten als Folgen natürlicher Ursachen anzusehen, wobei diese Ursachen sowohl als widerstreitende Kräfte im Körper selbst zu finden waren als auch in der Umwelt, etwa in Form klimatischer Besonderheiten oder als ansteckende Prozesse wie bei Epidemien.

Dank seiner Balance von Konkretion und Abstraktion bewährte sich dieses Grundschema und bot für nahezu alle Lebens- und Krankheitslagen plausible Erklärungen an. Zusammen mit empirischen Beobachtungen im einzelnen Fall lieferte sie als theoretisches Rahmenwerk den hippokratischen Ärzten gute Anhaltspunkte für therapeutische Ratschläge und vor allem für ein Gespräch über Krankheit mit ihrer zumeist gebildeten Klientel. Auch der berühmte *Eid des Hippokrates* mit seinem obersten Gebot, nicht zu schaden, ist in diesem Kontext zu lesen. Er fordert eine Beschränkung ärztlichen Handelns als kluge Maxime. Der Eid zieht die Grenze dort, wo eine Therapie als von Natur aus unmöglich oder als gefährlich zu erachten war. Der Preis, der schon damals dafür zu zahlen war, lag im Verzicht auf ein mögliches Können; z.B. verbot der Eid eine Blasenstein-Operation.[33] Der Arzt agierte hier aus einem Wissen um begrenzte Kompetenz und gewann aus der Begrenzung einen Zuwachs an Handlungsgewissheit. Der so abgesteckte Handlungsraum verschaffte den Ärzten aber nicht nur epistemische Sicherheit, sondern auch den sozialen Vorteil eines Vertrauen stiftenden Wissens. Erst in der Neuzeit ist diese kluge Pragmatik zum Ausdruck eines transzendenten, ewig gültigen ethischen Standards hochstilisiert worden. Tatsächlich dokumentiert der Eid eine radikal andere als die gegenwärtig vorherrschende medizinische Grundhaltung. Wenn medizinische Gründe ein heroisches Eingreifen rechtfertigen, hat die moderne Medizin dies bisher noch immer zum Anlass genommen, ihr Können zu erweitern.

Zum ausdifferenzierten Gesundheitsmarkt der griechisch-römischen Antike gehörten aber neben den Formen wissenschaftlicher Medizin auch religiöse Heilpraktiken wie z.B. der Asklepios-Kult. Gemessen an seiner Verbreitung war dieser Kult, die sogenannte Tempelmedizin, außerordentlich erfolgreich. In seinem Zentrum standen das Ritual des Heilschlafs und dadurch ausgelöste Wunderheilungen:

»Kleo war fünf Jahre schwanger. Als diese schon fünf Jahre schwanger war, kam sie bei dem Gott als Bittfleherin an und schlief im Heilraum; sobald sie aus ihm herauskam und außerhalb des Heiligtums war, gebar sie einen Knaben, der sofort nach seiner Geburt sich selbst an dem Brunnen wusch und mit der Mutter herumlief. Als sie das erlangt hatte, ließ sie auf ihr Weihgeschenk den Vers schreiben: ›Wunderbar ist nicht die Größe der Tafel, sondern des Gottes Gnade, dass Kleo im Leib fünf Jahre die Last hat getragen, bis sie im Heilraum schlief und er gesund sie gemacht.‹«[34]

Kein Wort steht hier von natürlichen Ursachen, gerade die Unwahrscheinlichkeit und das Wunderbare des Mitgeteilten müssen der Grund dafür gewesen sein, dass diese Botschaft erhalten geblieben ist. Der Kult war eine Mischung aus Fasten, Beten, Baden, Ruhe und In-sich-Gehen in Vorbereitung auf den »Heilschlaf« im Tempel an einem geschickt inszenierten Ort: Der Asklepios-Kult führte zu florierenden Wallfahrtsorten und war offenbar eine gut funktionierende Wellnessindustrie.

Schon die antike Überlieferung bietet damit eine erste Typologie therapeutischen Handelns, das entweder theoriegeleitet legitimiert oder empirisch etabliert werden kann, auf eine radikale Wendung wider alle Erfahrung setzt oder eine Umstimmung des Körpers durch die Unterbrechung des Alltags auszulösen versucht. Damit sind vier Grundformen therapeutischen Handelns benannt, die sich auch in der Gegenwart westlicher Gesellschaften ausfindig machen lassen: wissenschaftliche Richtungen der Medizin, die sich entweder auf pathophysiologische Theorien oder aber auf klinische Empirie (Evidenz) stützen, die Suche nach außergewöhnlichen Heilungen wider besseres Wissen als Wunder jenseits aller Naturerfahrung sowie schließlich Wellness-Angebote als Wendepunkte im Selbstverhältnis. Dieser Praxis-Typologie korrespondiert eine topographische Ordnung: Bereits in der Antike gab es einen ausdifferenzierten Gesundheitsmarkt, auf dem die Hippokratiker für vergleichsweise gebildete und nicht lebensbedrohlich Erkrankte einen Diskurs über Gesundheit und Krankheit anboten. Sie wurden für ihre Leistungen bezahlt, wanderten von Ort zu Ort und besuchten Patienten zu Hause. Dem standen kultische Heilformen gegenüber, die einen größeren Personenkreis ansprachen und in deren Zentrum rituelle Handlungen, Pilgerfahrten oder Wellness-Aufenthalte an speziellen Orten, oft weit außerhalb der Städte standen. Auch für diese Form der Behandlung musste durch Spenden und Votivgaben bezahlt werden. Die Orte der Auseinandersetzung mit dem je eigenen Kranksein waren in der Antike also das eigene Haus oder der Tempel, der aber kein Krankenhaus, sondern der Ort einer Passage war.

4.2 Das Krankenhaus und die Erfindung der körperlichen Untersuchung

Bereits im Mittelalter stand in vielen europäischen Städten ein Hospital, aber es bedurfte noch einer weiteren Transformation, nämlich der Erfindung der körperlichen Untersuchung, bis daraus das moderne Krankenhaus als die zentrale Institution der Medizin hervorging. Die lateinischen Wurzeln des Wortes »Hospital« verraten noch, welcher Art diese Einrichtung zunächst war. Der Name leitet sich von *hospes/hospitalis* (Gast/gastfreundlich) ab und diente zur Bezeichnung von Pilgerherbergen und Armenhäusern. Das Hospital war primär ein sozialer Ort, auch wenn medizinische Hilfe in begrenztem Umfang und nicht durch Ärzte geleistet wurde. Älter noch als das Hospital ist die Ausgrenzung von sogenannten Aussätzigen in Leprosorien und Pesthäusern außerhalb der Städte, die dem Schutz der übrigen Bevölkerung diente. Diese biopolitische Kehrseite blieb dem Krankenhaus als Institution eingeschrieben, sie manifestierte sich ebenso in den großen Anstalten psychiatrischer Ausgrenzung wie in der Entmündigung der Patienten im Großkrankenhaus mit dem Ablegen der privaten Kleidung.

Für die Entstehung des Krankenhauses als eines auf medizinische Praxis spezialisierten Ortes war die Zeit um 1800 die entscheidende Phase, als an verschiedenen Orten in Europa Kranke nicht mehr nur versammelt und versorgt, sondern gezielt beobachtet, untersucht und behandelt wurden. Die Transformation der Medizin durchlief im revolutionären Paris besonders dramatische Phasen. Michel Foucault hat diese Veränderungen auf die berühmte Formel der *Geburt der Klinik* (1973) gebracht. In seiner einflussreichen Studie analysierte er einen doppelten Wandel, in dessen Folge aus dem Hospital die Klinik wurde und damit die Modellinstitution einer neuen Medizin entstand, die überhaupt erst Krankheiten mit einem organpathologischen Befund, also einem spezifisch und strukturell geschädigten Ort im Körper, in Beziehung setzte. Es handelte sich um einen verschränkten Prozess, das Hospital wurde zum Ort einer systematischen Krankenbeobachtung, aber erst die Verklammerung der Krankheitsphänomene mit den in der Leiche gefundenen Organveränderungen brachte eine brauchbare Ordnung in das Dunkel der klinischen Zeichen:

> »Sie können zwanzig Jahre lang vom Morgen bis zum Abend am Bett der Kranken Notizen über die Störungen des Herzens, der Lungen, des Magens machen; all dies wird Sie nur verwirren. [...] Öffnen Sie einige Leichen: alsbald werden Sie die Dunkelheit schwinden sehen, welche die bloße Beobachtung nicht vertreiben konnte.«[35]

Foucault zitiert hier den Reformer Xavier Bichat (1746–1812) und fasste pointiert zusammen: »Die Nacht des Lebendigen weicht vor der Helligkeit des Todes.« (Foucault 1973: 161)

Andernorts kamen die Impulse zur Veränderung der medizinischen Praxis aus der universitären Lehre. In Edinburgh, dem Zentrum der schottischen Aufklärung, öffnete 1783 das *Royal*

Public Dispensary, wo Patienten unentgeltlich behandelt wurden, wenn sie sich für den Unterricht zur Verfügung stellten. Weil zehn Jahre später ein schottischer Arzt im Hinblick auf klinische Praxis erstmals von Evidenz sprach und weil James Lind schon 1747 in Großbritannien systematisch die Wirksamkeit von Apfelwein, Schwefelsäure, Essig, Seewasser, Gerstenwasser oder zwei Apfelsinen zur Behandlung von Skorbut getestet hatte, gilt diese klinisch-praktische Reform der Medizin in der zweiten Hälfte des 18. Jahrhunderts inzwischen als Geburtsort einer empirisch fundierten und damit auf Evidenz basierten Medizin (Tröhler 2000). Aber in ganz Europa wurde die Medizin durch die Einführung der körperlichen Untersuchung reformiert. In Wien hatte Leopold Auenbrugger bereits Mitte des 18. Jahrhunderts Schallunterschiede beim Beklopfen von Patienten beobachtet – ein Verfahren, das als »Perkussion« bis heute Element der körperlichen Untersuchung ist. Und in Paris stellte René Laënnec 1819 das Stethoskop als Instrument für die Auskultation vor (Lachmund 1997).

Aus Sicht der heutigen Medizin scheint es, als sei damit Medizin gewissermaßen zu sich selbst gekommen, denn diese Techniken stehen in der medizinischen Praxis weiterhin im Zentrum – wenngleich in teilweise stark veränderter und technisch aufgerüsteter Form. Um nicht dem Präsentismus dieser Perspektive zu erliegen, ist es wichtig, die Transformation medizinischer Praxis genauer zu charakterisieren: Selbstverständlich hatten auch schon zuvor Ärzte ihre Patienten beobachtet und auf dieser Basis Einzelerscheinungen zu Krankheitsbildern geordnet. Aber erst durch die systematische körperliche Untersuchung entwickelte sich die Vorstellung, dass konkrete morphologisch beschreibbare und pathologisch fassbare Veränderungen im kranken Körper das materielle Substrat einer bestimmten Krankheit bilden, das sich postmortal bei der Sektion bestätigen lassen musste.

An die Stelle der Rede über die den Körper durchwirkenden Kräfte trat die Suche nach dem Substrat einer am Organ sich manifestierenden Krankheit.

Zusammen mit der neuen Theorie auf der Basis eines organpathologischen Medizinverständnisses veränderte sich auch das Arzt-Patient-Verhältnis: Der Patient, der bis dahin der wichtigste Informationsgeber gewesen war, dem man zuhören und den man befragen musste, um zu Aussagen über weitgehend unsichtbare Krankheitsprozesse zu kommen, wurde jetzt buchstäblich zum Schweigen gebracht, damit sein Reden nicht die Untersuchung störte und die Zeichen der Krankheit am Körper registriert werden konnten. In der körperlichen Untersuchung, wie sie mit der neuen Klinik eingeführt wurde, kommt eine neue Verfügungsmacht über Patienten paradigmatisch zum Ausdruck. Hier liegt der Ursprung sowohl der Macht der Medizin über den menschlichen Körper als auch der Reduzierung von Patienten auf ihren biologischen Körper (Jewson 1976). Selbstverständlich blieb das Gespräch zwischen Arzt und Patient weiterhin wichtig, und schon vorher hatten Ärzte körperliche Zeichen interpretiert. Aber die bei der klinischen Untersuchung erhobenen Befunde waren jetzt die direkten Zeichen eines sich an einem Organ manifestierenden Krankheitsprozesses, zu deren Registrierung sich folglich die Patientenrede erübrigte. Patienten fungierten nicht mehr mit ihrer subjektiven und introspektiven Körperwahrnehmung als Medium der Vermittlung zwischen der geschlossenen Innenseite des Organismus und der Außenwelt, sondern sie lieferten allenfalls Zusatzinformationen zu den am Körper erhobenen Befunden.

Mit der systematischen körperlichen Untersuchung begann ein bis heute fortwirkender Prozess der Ausdifferenzierung und Technisierung der Medizin. Schon vorher hatte es Spezialisierungen in der Medizin gegeben, etwa zwischen internistischen und chirurgischen Ausrichtungen (wobei Letztere oft nicht akademisch betrieben wurden). Aber erst im Laufe des 19. Jahrhunderts entstanden die heute bekannten Fachrichtungen, in deren Folge heute Lehrstühle für kardiologische Genetik oder Bildgebung in der Psychiatrie eingerichtet werden. Eine treibende Kraft war dabei die Entwicklung immer raffinierterer Untersuchungsinstrumente und Verfahren zur Sichtbarmachung des Körperinneren bzw. zur gezielten therapeutischen Intervention. Gelegentlich verlagern Fachrichtungen in diesem Prozess sogar ihre Ausrichtung, etwa wenn heute Radiologinnen Blutgerinnsel aus den Gehirnen von Schlaganfallpatienten operieren oder Kardiologen mit Stents verschlossene Herzkranzgefäße öffnen. Die Entstehung einer wissenschaftlichen Geburtshilfe führt dabei exemplarisch vor Augen, wie die Erweiterung der Medizin ein bis dahin weibliches Heilwissen verdrängte, weil bis ins 20. Jahrhundert nur Männer Zugang zur akademischen Medizin hatten. Inzwischen studieren zwar deutlich mehr Frauen als Männer Medizin, aber auf der Leitungsebene besteht deren Dominanz bis heute fort. Nicht nur als Berufspraxis blieb die Medizin lange Zeit männlich, auch ihr Körperbild setzte den Mann als Standard und konzipierte den weiblichen Körper als Sonderfall für Spezialdisziplinen. Erst in jüngster Zeit wird z.B. systematisch bei klinischen Studien auf den Einschluss von Frauen geachtet.

Trotz des Macht- und Autoritätszuwachses für die Mediziner durch die körperliche Untersuchung sollte man die Frage stellen, warum Ärzte bereitwillig auf ihre professionelle Kommunikationsbeziehung mit ihren Patienten verzichteten, denn die frühe Krankenhausmedizin war keineswegs in der Lage, die von ihr diagnostizierten Störungen wirkungsvoll zu therapieren. Dabei handelte es sich freilich nicht um eine intentional veränderte Einstellung, sondern um den Effekt anonymer Randbedingungen, bei dem komplexe Transformationsprozesse ineinander griffen.

Sehr wahrscheinlich blieb die Arzt-Patient-Beziehung in der privaten Praxis weitgehend unbeeinflusst, während die neue Medizin im Krankenhaus mit einer Erschließung neuer Klientele verbunden war, die nicht die soziale Welt des Arztes teilten. Das war zugleich eine der institutionellen Voraussetzungen, dass die wissenschaftliche Medizin im Laufe des 19. Jahrhunderts eine generelle Zuständigkeit für Gesundheitsprobleme gewinnen konnte. Daneben koppelte die körperliche Untersuchung die Medizin an die neuen Erklärungsversprechen der aufstrebenden Naturwissenschaften. Auch in dieser Teilhabe am Versprechen auf objektivierende Erklärungsmacht kann ein Grund für die veränderte Arzt-Patient-Beziehung vermutet werden. Zusammen mit der neuen Deutungshoheit über Krankheiten und kranke Körper standen Ärzte allerdings nun vor der Herausforderung, ihren Patienten eine fremdartige Wahrheit über das Kranksein zu eröffnen. Vorangetrieben durch massive gesellschaftliche Transformationsprozesse der Zeit wie die Industrialisierung setzte sich der neue Typus stationärer medizinischer Versorgung vergleichsweise rasch durch. Im Laufe des 19. Jahrhunderts entstanden in nahezu allen großen Städten eindrucksvolle Krankenhausbauten, oft mit tausend und mehr Betten. Wie sonst allenfalls noch gigantische Fabrikanlagen oder die Eisenbahn signalisierten nun die Allgemeinen Krankenhäuser eine neue Ära. Nicht nur mit ihrer Größe, sondern auch aufgrund ihrer Topographie, Gestalt und Institutionalisierungsform waren sie Ausdruck der soziopolitisch neuen Zentralstellung der Medizin.

4.3 Das Labor als Ort der Wissensproduktion

Heute gehören Laboruntersuchungen, Experimente, klinische Studien und wissenschaftliche Forschungen so selbstverständlich zur Medizin nicht nur einer Universitätsklinik, dass sich eine andere Situation kaum noch vorstellen lässt. Das war vor 175 Jahren noch anders, wie der Titel des Eröffnungsartikels zum *Archiv für physiologische Heilkunde* dokumentiert: »Über die Mängel der heutigen deutschen Medicin und über die Nothwendigkeit einer entschieden wissenschaftlichen Richtung in derselben.«[36] Wissenschaftliche Medizin sollte sich sowohl von einer rein empirisch-pragmatisch verfahrenden Praxis (womit zugleich auch die verschiedenen nicht-akademisch ausgebildeten Konkurrenten auf dem Markt der Heiler gemeint waren) abgrenzen als auch von einer Medizin, die sich allein auf eine ehrwürdige Tradition wie die Humoralpathologie oder neue dogmatische Wahrheiten wie die Homöopathie stützte. Was genau wissenschaftliche Medizin war, blieb zunächst umstritten und meinte in den ersten beiden Dritteln des 19. Jahrhunderts sehr unterschiedliche Dinge. Die neue Klinik der körperlichen Untersuchung verknüpfte Krankheitszeichen zunächst nur mit einem anatomisch-pathologischen Sektionsbefund. Erst später trat das Labor hinzu als Ort einer gezielten Beeinflussung physiologischer Prozesse auf der Suche nach kausalen Erklärungen für Krankheiten. *Die Experimentalisierung des Lebens* (Rheinberger/Hagner 1993) war eine nachholende Revolution. Denn im Zentrum der wissenschaftlichen Revolution am Beginn der Neuzeit hatte zwar die Erfindung des Experiments gestanden und die gezielte Beobachtung, aber daran hatten zunächst nicht die klinische Praxis oder die Physiologie, sondern nur Anatomie und Pathologie partizipiert.

In einem geistesgeschichtlich beispiellosen Umschwung trat mit Beginn der Neuzeit an die Stelle der Gewissheit der christlichen Schöpfungsordnung die wissenschaftliche Kritik. René Descartes' (1596–1650) selbstkritische Vergewisserung im *cogito ergo sum* ist der bis heute erinnerte Ausdruck dieser neuen Haltung.

Mit seinem Dualismus lieferte der frühneuzeitliche Rationalist einen stabilen erkenntnistheoretischen Rahmen für die naturwissenschaftliche Forschung, für die er mit seiner Methodologie der experimentellen Prüfung zugleich das epistemologische Programm formulierte. Wissen war nun vorläufig geworden, theoretische Erklärungen sollten systematisch geprüft werden, um bloß vermeintliches Wissen zu widerlegen und richtige Hypothesen zu bestätigen, bis neue Beobachtungen bzw. andere Theorien die Ergebnisse in ein anderes Licht rückten. Der *Prozess der theoretischen Neugierde* (Blumenberg 1973) eroberte den Vorrang vor der Sicherheit eines geschlossenen Weltbildes und setzte an dessen Stelle Weltmodelle zur Erklärung der Wirklichkeit. Als eines der ersten gedruckten Bücher hatte Andreas Vesal 1543 seinen revolutionären Anatomie-Atlas *De humani corporis fabrica* publiziert. Ein frühes Beispiel experimenteller Körperforschung liefern William Harveys Untersuchungen zur Zirkulation des Blutes – ein Punkt, an dem Vesal noch der auf Galen zurückgehenden Vorstellung gefolgt war, das Blut werde permanent neu gebildet und versickere in der Körperperipherie als deren ernährendes Prinzip. Aus ähnlichen Forschungen entstand auch die Pathologie. Giovanni Battista Morgagni veröffentlichte 1761 sein fünfbändiges Werk *De sedibus et causis morborum*, und kurz darauf wurden die ersten Prosekturen besetzt, also bereits im Umfeld der Entstehung des Krankenhauses.

Aber erst nach der Einführung der körperlichen Untersuchung eroberte die laborwissenschaftliche Forschung den lebenden Körper (Cunningham/Perry 1992). Die Physiologie etablierte sich ab Mitte des 19. Jahrhunderts als Leitwissenschaft und emanzipierte sich von der Anatomie. Ausgangspunkt der experimentellen Forschung war die These, Krankheiten seien keine Entitäten sui generis, sondern pathophysiologische Prozesse, die denselben Gesetzen unterworfen seien wie alle Naturprozesse:

»Für den Physiker ist die Bewegung jedes Rädchens determiniert durch unabänderliche physikalisch-chemische Bedingungen, deren Gesetze er kennt. Ebenso findet der Physiologe, wenn er in das innere Milieu der lebenden Maschine hineinsehen kann, dort einen absoluten Determinismus, der für ihn zur wahren Grundlage der Wissenschaft von den lebenden Körpern werden muss.« (Bernard [1865] 1961: 118)

Mit seiner *Einführung in das Studium der experimentellen Medizin* präsentierte Claude Bernard 1865 die für das Selbstverständnis naturwissenschaftlicher Forschung in den Biowissenschaften bis heute gültige Methodenlehre als Zyklus von Beobachtung, abgeleitetem Gesetz, gefolgerter Hypothese und neuem Experiment zu deren Überprüfung. Aber in den entscheidenden Phasen seines eigenen Experimentierens war Bernard gerade nicht den in der *Einführung* formulierten Prinzipien gefolgt, weil er aus eigener Erfahrung wusste, dass wirklich Neues in der Wissenschaft nicht durch striktes Fortfahren entlang eherner Vorschriften entsteht, wie seine Notizbücher belegen: »Man muss viel herumtappen!« »Den Tempel der Wissenschaft betritt man durch eine garstige Küche.« Nicht die strengen logischen Regeln und methodischen Vorschriften an sich, sondern die durch sie beförderte Aufmerksamkeit für Störungen und eine Offenheit für unerwartete Abweichungen machten aus enttäuschten Erwartungen günstige Gelegenheiten für erfolgversprechende Nebenwege. Theoretische Reflexion und praktische Erfahrung im technischen Umgang mit dem Forschungsgegenstand sind die Ermöglichungsbedingungen neuer wissenschaftlicher Beobachtungen.[37] Bernards *Einleitung* ist ein dogmatischer Text, den der Physiologe auf dem Höhepunkt seiner Karriere veröffentlicht hatte. Er beschreibt nicht, wie innovative Forschung funktioniert, sondern wie Forscher ihr Handeln rational rekonstruieren, selbst wenn ihr eigenes Vorgehen aus guten Gründen davon abgewichen war. Bernard hat der induktiv-kausalanalytischen Forschung in den Biowissenschaften ihre bis heute kanonische Darstellung geliefert – und damit zugleich der Historischen Epistemologie und Wissenschaftsforschung ihre Aufgabe gestellt: Sie darf sich nicht mit den publizierten Ergebnissen und Argumenten bescheiden, sondern muss den Forschungsprozess rekonstruieren, wenn sie wissenschaftliches Handeln begreifen will.

Während die Physiologie die Gesetze der Organfunktionen beschrieb und revolutionäre Techniken zu deren Beobachtung einführte, blieben diese Forschungen lange Zeit ohne direkten Ertrag für die Klinik. Mit Physiologie und Biochemie schien zwar eine feste Basis für eine theoretisch fundierte und experimentell bestätigte Wissenschaft von Krankheit und Gesundheit gewonnen, aber daraus ergaben sich zunächst kaum klinisch-therapeutisch verwertbare Neuerungen. Lediglich die Chirurgie machte dank der Einführung von Antisepsis und Anästhesie im 19. Jahrhundert entscheidende Fortschritte. In dieser Situation konnte die klinische Medizin kaum mehr tun, als auf die eindrucksvollen Naturwissenschaften zu verweisen und auf zukünftige Erfolge zu hoffen. Den daraus resultierenden »therapeutischen Nihilismus« fasste der Wiener Arzt Josef Dietl in die Worte: »Im Wissen, nicht im Handeln liegt unsere Kraft.«[38] Deshalb ist durchaus vorstellbar, dass die neue Orientierung an experimenteller Wissenschaft in der Medizin wieder verblasst wäre, wenn sie nicht aus unerwarteter Richtung einen rasanten Erfolg zu verbuchen gehabt hätte.

Mehr noch als die körperliche Untersuchung in der Klinik und die experimentellen Methoden der Physiologie dürfte die Bakteriologie der wissenschaftlichen Medizin zum Durchbruch verholfen haben, auch wenn damit zugleich eine paradoxe Wiederbelebung eines eigentlich veralteten ontologischen Krankheitskonzepts verbunden war, bei dem – wie im magischen

Krankheitsdenken – ein äußerer Feind vom Körper Besitz ergreift und ihn zerstört. Das Konzept der Infektion mit einer im Labor am Modell reproduzierbaren Krankheit eröffnete einen neuen Blick, der sich statt auf den betroffenen Körper auf die Kultur im Labor und von dort auf Übertragungswege, isolierbare Keime und reproduzierbare Krankheitszeichen richtete – eine äußerst effiziente Reduktion komplexer klinischer Krankheitsbilder auf eindeutige, durch Laborparameter definierte Einheiten.

Weil die Bakteriologie im Labor nicht nur abstrakte Repräsentationen von Körpervorgängen produzierte wie die Physiologie, sondern winzige Eindringlinge als Ursache für klinisch höchst relevante Krankheitsbilder zu isolieren, züchten und kontrollieren verstand, winkten hier praktisch verwertbares Wissen und die Aussicht auf neue Kontrollmöglichkeiten. Die Keim- und Reinkulturen der Bakteriologie wurden so erfolgreich, weil sie handhabbare Abstraktionen von Krankheiten lieferten, winzige Ausschnitte, die dennoch therapeutische Hebel zur Beeinflussung von Krankheiten versprachen (auch wenn manche Erfolge sich heute angesichts steigender Krankenhausinfektionen mit multiresistenten Keimen als Pyrrhus-Siege darstellen). Die Bakteriologie wurde zum schlagkräftigen Beweis, dass der Umweg über das Labor nicht nur abstraktes Wissen generierte (wie in der physiologischen Forschung), sondern auch neues Können, dem sich das Gesundheitswesen und die Krankenversorgung anzupassen hatten (Latour 1988). Die Identifizierung pathogener Keime und ihre kontrollierte Kultur in der Petrischale markieren eine einschneidende Wende im Verständnis von Gesundheit und Krankheit im ausgehenden 19. Jahrhundert. Die neue Lehre von den ansteckenden Keimen führte zur intensiven Suche nach neuen therapeutischen Strategien und fand 1910 im Salvarsan zur Syphilis-Behandlung ihre Bestätigung. Paul Ehrlichs *magic bullets* lieferten der Vorstellung einer Beherrschbarkeit von Krankheiten das Exempel, das mit dem seit Ende des Zweiten Weltkriegs in industriellem Maßstab hergestellten Penicillin zur festen Erwartungshaltung wurde.

4.4 Medizin als technische Beherrschbarkeit des Lebens

Mehr noch als durch spektakuläre Erfolge bei der Beherrschung von Infektionskrankheiten scheint die Biomedizin der Nachkriegszeit von einer Mentalität technischer Machbarkeit geprägt, für die kein Projekt zu groß oder zu anspruchsvoll war, um nicht mit der Aussicht auf Lösung in Angriff genommen werden zu können. Bereits Anfang der 1950er Jahre kamen die sogenannte künstliche Niere und die Herz-Lungen-Maschine in der Klinik zum Einsatz, gleichzeitig begann mit den ersten Nierenverpflanzungen das Zeitalter der Organtransplantation.[39] Als 1967 Christiaan Barnard mit enormem Medienecho einem Patienten erstmals ein menschliches Herz implantierte, schien die Medizin am Ziel – trotz zunächst erschreckend geringer Erfolgsraten. Mit der Zulassung der Antibabypille 1960 in den USA und ein Jahr später in der Bundesrepublik stellte die medizinische Forschung symbolisch und zugleich gesellschaftlich höchst wirkungsvoll ihre Beherrschung auch des gesunden Lebens unter Beweis. Techniken der Reproduktionskontrolle hatte es selbstverständlich schon vorher gegeben, aber nun griff die Medizin direkt in die physiologische Steuerung des weiblichen Körpers zur individuellen Lebensplanung ein. Die schon länger laufenden Forschungen zur künstlichen Befruchtung gelangten 1978 mit der Geburt des ersten »Retortenbabys« zum Durchbruch.[40] Mit weltweit mehreren Millionen durch In-vitro-Fertilisation gezeugten Kindern ist hier inzwischen ein komplexes neues Einsatzfeld biomedizinischer Interventionen entstanden.

Der Gipfelpunkt des technischen Optimismus fiel kaum zufällig in die Zeit des Apollo-Projekts: Wenn es machbar war, das Leben eines Menschen durch künstliche Schutzvorrichtungen und technische Apparate so sicher an die lebensfeindliche Umwelt des Weltalls anzupassen, dass Menschen zum Mond fliegen, dort spazieren gehen und auch noch heil wieder zur Erde zurückkommen konnten, dann schien es nur noch eine Frage der Zeit, bis für die vergleichsweise überschaubaren Probleme menschlicher Körper hier auf der Erde wissenschaftlich-technische Lösungen bereitstünden. Zur Signatur der Zeit gehört dabei auch, dass den Ärzten in der Gesellschaft der Status unangreifbarer Autoritäten zugeschrieben wurde. Sie wurden zu »Halbgöttern in Weiß«. Der prototypisch männliche Arzt entschied qua wissenschaftlicher Legitimation und sozialem Prestige autoritär über Wohl und Schicksal seiner Patientinnen und Patienten.

Die Gründe für diese Transformation der Medizin nach dem Zweiten Weltkrieg sind sicher ebenso vielfältig wie der Transformationsprozess selbst. Vor allem in den USA begann der Staat nach dem Krieg damit, die biologische Grundlagenforschung massiv zu finanzieren, nachdem dies bis dahin fast ausschließlich eine Domäne philanthropischer Stiftungen wie der Rockefeller Foundation gewesen war. In den Jahrzehnten nach 1945 wurde das Forschungsbudget in den Biowissenschaften mehr als hundertfach gesteigert, Medizin partizipierte an Big Science, an der Seite des militärisch-industriellen Komplexes formte sich ein medizinisch-biotechnischer Komplex.[41] Im Zentrum dieser Medizin stand eine bis dahin unbekannte Mobilisierung einer Vielzahl medizinischer Spezialisten für die Diagnostik und für chirurgische Interventionen. Hier konnte die wissenschaftlich-apparative Medizin ihre neu gewonnene Stärke zeigen und diese ge-

gebenenfalls gleich in technischen Eingriffen umsetzen. So profitierte sie von einer doppelten Zuspitzung medizinischen Handelns auf die Differentialdiagnose und auf akute, meist operative Interventionen. In beiden Bereichen verbuchte die Biomedizin große Fortschritte, womit gleichzeitig die eklatanten Defizite bei der Betreuung chronisch Erkrankter in den Hintergrund gedrängt wurden. So musste der Eindruck entstehen, die enorme Steigerung des medizinisch-technischen Aufwands sei gleichbedeutend mit einer Verbesserung der Medizin.

Einen illustrativen Sonderfall nimmt in diesem Zusammenhang die von der Ärztefamilie Mayo bereits 1889 gegründete Klinik in Rochester ein, die so stark prosperierte, dass sie zum entscheidenden Wirtschaftsfaktor der Region wurde, zum boomenden Zentrum einer immer größeren Stadt. Hier wurde nach dem Zweiten Weltkrieg jene Prozessoptimierung eingeführt, die zuvor schon der amerikanischen Automobilindustrie ihren Vorsprung verschafft hatte. In dieser »Fabrik der Ärzte« standen für jeden Patienten einhundert Ärzte zur Verfügung, und über 500 Patienten wurden täglich »durch die Mühle gedreht«, wie der *Spiegel* in einer umfangreichen Reportage notierte.[42] Wenn der *Spiegel*-Report einerseits den Fließbandbetrieb anprangerte und andererseits voller Hochachtung die Leistungsziffern der Ärzte wie das Produktionsergebnis eines Industrieunternehmens anführte, brachte er damit eine für die öffentliche Wahrnehmung dieser Machbarkeitsmedizin typische Ambivalenz zum Ausdruck. Angestoßen vom amerikanischen Vorbild begeisterten sich Medizinexperten, Gesundheitsplaner und Architekten der Nachkriegsmoderne weltweit für das Großkrankenhaus, das unter einem Dach alle Spezialisierungen und Experten vereinigte, während Patienten sich damit einer Maschinen-Medizin ausgesetzt sahen.

Diese Form der Medizin als totale Lebensbeherrschung scheint inzwischen Geschichte, auch wenn in Zeiten globaler Verkehrsströme mit jedem Ausbruch einer Epidemie wieder Regime einer totalen Kontrolle aktiviert werden. In erster Annäherung reichte die heroische Phase der Biomedizin bis zur Erschütterung des Glaubens an die technische Steuerbarkeit der Zukunft, wie sie durch den Bericht des Club of Rome *Die Grenzen des Wachstums*, den Beginn einer Debatte über ökologische Krisen und das Entstehen neuer politischer Bewegungen markiert wird. Bei der Ciba-Konferenz *Man and his Future* 1962 in London war beispielsweise noch diskutiert worden, ob die Erde mittels DDT »keimfrei« gemacht und Kontrazeptiva in Entwicklungsländern ins Trinkwasser gegeben werden sollten, um die sogenannte »Bevölkerungsexplosion« zu stoppen.[43] Inzwischen weiß man, dass auch der Einsatz scheinbar perfekter technischer Mittel Probleme verursachen kann, und die Medizin sieht sich mit unbeherrschbaren Infektionskrankheiten konfrontiert, deren Auftreten sie durch den Einsatz von Antibiotika hervorgerufen hat. Weil im Anthropozän von multiresistenten Keimen, Ozonloch und Klimakatastrophe die technische Verfasstheit der Welt selbst zum Problem geworden ist, gilt die Suche heute lokalen, ökologischen, flexiblen und systemisch-biologischen Lösungen.

War Biomedizin in den reichen Ländern der westlichen Welt gekennzeichnet von einer enormen Ressourcenmobilisierung für den einzelnen Fall, so korrespondierten ihr ebenso technokratische, auf die ganze Bevölkerung ausgerichtete Strategien im Bereich der internationalen Gesundheitspolitik. Public Health wurde nach 1945 als Teil der »Entwicklungshilfe« zu einem wichtigen Feld internationaler Politik. Die World Health Organization initiierte Programme zur Ernährungssicherung und zur Bekämpfung vor allem von Infektionskrankheiten wie z.B. das Mitte der 1950er Jahre auf der Basis von amerikanischen Erfolgen mit dem Insektizid DDT gestartete WHO-Programm einer weltweiten Eradikation der Malaria. Es demonstriert nicht nur jenen zeittypischen Glauben an technische Machbarkeiten, sondern verweist mit seinen problematischen ökologischen Folgen auf die eminent politischen Effekte vermeintlich rein humanitärer und medizinischer Hilfsprogramme. Der dichotomen Logik des Kalten Krieges korrespondierte eine globale Biopolitik, in der ganze Gesellschaften durch Reihenuntersuchungen, Durchimpfungsraten und Vorsorgeprogramme erfasst, biomedizinisch geformt und sogenannte Weltprobleme in den Bereichen Gesundheit, Ernährung und Bevölkerungswachstum technisch bewältigbar gemacht werden sollten.

Mit diesem Zugriff kolonisierte die Medizin weltweit die Gesundheitsvorstellungen, sowohl als gut gemeinte Propagierung westlicher Ausbildungs- und Hygienestandards als auch durch eine staatlich bzw. international gelenkte Gesundheitspolitik. Mehr noch als in anderen Gesellschaftsbereichen dominiert die heutige Biomedizin die wissenschaftlichen wie politischen Diskussionen um Gesundheit und medizinische Versorgung – aber mit bemerkenswerten Mischformen: In vielen Gegenden der Welt fehlen die finanziellen Mittel für teure Apparate und Medikamente, knappe medizinische Güter sind oft ein Grund für Kombinationen mit indigenen und lokalen Gesundheitstechniken. Aber Kreolisierungen mit alternativen Medizinformen oder esoterischen Gesundheitsvorstellungen haben auch in Deutschland und im Westen Konjunktur. Ob daraus Formen einer postkolonialen Medizin jenseits der Dominanz der Biomedizin hervorgehen, ist noch offen. Global health bleibt vorerst globalisierte Biomedizin.

4.5 Biomedicine: Von der Begriffsgeschichte zur Biopolitik

Die heutige Dominanz der Naturwissenschaften in der Medizin spiegelt sich in der scheinbaren Selbstverständlichkeit des Wortes *Biomedizin*. Seine Karriere liefert einen Zugang zu der Stellung, welche die Medizin zu den sie umgebenden Wissenschaften einnimmt, bzw. zur sozialen und politischen Positionierung der Medizin. Hinter dem Wort verbergen sich Änderungen der Wissensorganisation, die wiederum auf die Praxis zurückwirkten. Deshalb soll die Begriffsgeschichte hier kurz skizziert und zu einer Perspektive aus der Wissenschaftsforschung entfaltet werden. Das Wort ist eine Entlehnung aus dem Amerikanischen, wo *biomedicine* im Zusammenhang mit der Reorganisation der Kriegsforschung zu der für die Zeit nach Ende des Zweiten Weltkriegs typischen Großforschung aufkam. So bezeichnete es ab 1948 z.B. die medizinische Forschungsabteilung von Los Alamos und gehört damit in den weiteren Kontext der Entwicklung der Atombombe (Keating/Cambrosio 2003). Ab den späten 1950er Jahren verbreitete sich »biomedicine« dann zunehmend als Bezeichnung für die damals aufkommende Erforschung der biochemischen-molekularen Grundlagen von Gesundheitsstörungen. Diese frühen Verwendungen zielten bereits in eine Richtung, die bis heute den semantischen Kern des Wortes bildet, nämlich die Beantwortung medizinischer Fragen auf molekularer Ebene voranzutreiben.

Biomedicine meinte dabei zunächst keine Neuausrichtung der klinischen Praxis, sondern eine weitgehend von klinischen Fragen abgelöste Forschung mit neuesten naturwissenschaftlichen Forschungsmethoden. Mit dieser Zielsetzung gründete die American Medical Association 1963 ein *Institute for Biomedical Research*, einen Laborkomplex für über achtzig Wissenschaftler in den oberen Etagen ihres Hauptsitzes in Chicago, aber ohne Klinik: »The institute will concern itself with intensive and fundamental study of life processes particularly as related to intracellular mechanisms.«[44] Ende der 1960er Jahre avancierte *Biomedicine* zum geläufigen Rubriknamen für avancierte medizinische Forschungen, so nannte z.B. die amerikanische Raumfahrtbehörde ihre medizinische Abteilung ab jener Zeit ein »space biomedical research program«. Wenn Biomedizin heute nicht mehr nur das in der klinischen Praxis gebrauchte Forschungswissen, sondern auch diese Praxis selbst meint, dann heißt das nicht, dass Medizin inzwischen zur Naturwissenschaft geworden ist, sondern kennzeichnet die allgemeine Verbindlichkeit naturwissenschaftlicher Körperbeschreibungen für Medizin und Gesellschaft.

Die Wortgeschichte legt eine zweite wichtige Bedeutungsschicht frei. Denn zur allgemeinen Durchsetzung des Wortes »biomedicine« kam es nicht in einem geradlinigen Prozess, sondern auf dem Umweg über die beginnende Computertechnik. Vergleichsweise früh wurden Computer zur Informationsverarbeitung in der Epidemiologie und Statistik sowie für die systematische Literaturerfassung herangezogen, während experimentelle Laborforschungen nicht mit so großen Datenmengen zu tun hatten, dass sich dafür der Einsatz der damals noch aufwändigen Computertechnik gelohnt hätte. Um bei einer rapide steigenden Zahl wissenschaftlicher Publikationen Einzelveröffentlichungen schnell auffinden und zur Verfügung stellen zu können, führte die National Library of Medicine bereits im Jahr 1961 MEDLARS ein, das erste computerbasierte *MEDical Literature Analysis and Retrieval System*. Sein Herzstück bildeten die bis heute benutzten Medical Subject Headings (MeSH), die von eigens trainierten Spezialbibliothekaren vergebenen Schlagworte, und was hier verschlagwortet wurde, hieß jetzt ganz selbstverständlich »biomedicine«. Auf dem Umweg über eine Frühform von Big Data in der Literaturverwaltung wurde Medizin zur »biomedicine«.

Die Begriffsgeschichte verknüpft also rezente Entwicklungen der Medizin mit zwei weit auseinanderliegenden und von der klinischen Praxis scheinbar weit entfernten Bereichen, der politisch organisierten Forschungsförderung und der elektronischen Wissensorganisation. Aber als Ebenen der Makro- bzw. Mikroorganisation der Wissensproduktion lassen sie auf ein Charakteristikum der Transformation der Medizin zur Biomedizin aufmerksam werden, das mit der naturwissenschaftlichen Ausrichtung verflochten ist, ohne mit ihr identisch zu sein: die Ablösung individueller ärztlicher Handlungsmaximen und lokal legitimierter Strategien durch abstrakte, nach allgemeinen Regeln organisierte und durch universale Prinzipien begründete Methoden. Die molekulargenetische Laborforschung, die statistischen Ergebnisse großer klinischer Studien und die Metaanalysen auf der Basis von Literaturrecherchen sind das anonyme epistemologische Zentrum der Biomedizin. Mit seiner doppelten Wortgeschichte signalisiert der Begriff Biomedizin epistemologisch eine Abkehr von ärztlichem Können und klinischer Erfahrung. Beide bleiben für eine erfolgreiche Berufsausübung essenziell, aber sie regeln und legitimieren nicht mehr diese Praxis. Im Licht dieses Befundes erscheint der jüngste Paradigmenwechsel der Medizin von der theoretisch begründeten zur evidenzbasierten Medizin nicht mehr als Renaissance des britischen Empirismus der Frühaufklärung und auch nicht als Umsetzung der leidvoll gewonnenen Einsicht in die Differenz zwischen theoretischen Beweisen aus Laborstudien und klinischen Effekten, sondern als Durchsetzung eines neuen Wissensregimes, in das die Konstruktionen der Laborforschung, die computergestützte Informationsvermittlung und das statistische Datenmanagement als Facetten eines größeren soziopolitischen Transformationsprozesses der herrschenden Wissensordnung eingehen (vgl. 5.6).

Wenn zusätzlich zum Substantiv auch das Adjektiv biomedical verfolgt wird, liefert die Wortgeschichte eine dritte, noch weiter zurückreichende Fährte. Gewissermaßen in Vorbereitung der späteren Verselbständigung als Substantiv wurde biomedical (bzw. bio-medical) zunächst meist zur Abgrenzung der auf Grundlagenforschung zielenden Zweige von der klinischen Medizin verwendet. Durch diese Spezifizierung konnte biomedical schon Mitte der 1930er Jahre mit abwertender Bedeutung benutzt werden, im Sinne einer Kritik an der Einseitigkeit der Medizin und als Ausdruck von deren Vernachlässigung sozialer und kultureller Aspekte von Gesundheitsproblemen. Bereits hier bahnte sich eine Bedeutungsvariante an, die dann vor allem in den medizinkritischen Diskursen der zweiten Hälfte des 20. Jahrhunderts dominant werden sollte. »Biomedizin« stand nun für die Durchsetzung eines mechanistisch-reduktionistischen Krankheitsverständnisses in der Medizin anstelle einer »ganzheitlichen Heilkunde« als wahrer »Humanmedizin«. In zeitlicher Parallele zum Aufstieg der Vorsilbe »Bio« zum Markenzeichen einer ökologischen Orientierung etablierte sich die Verwendung derselben Vorsilbe in der Medizin als kritische Redeweise. »Biomedizin« war in Deutschland gerade nicht »bio«, sondern Teil jener »Enteignung der Gesundheit«, wie sie in Illichs Nemesis der Medizin ihr pointiert formuliertes Porträt gefunden hatte (vgl. Kap. 3.2). »Biomedizin« wurde zum Kampfbegriff für eine an Salutogenese (Antonovsky 1997) orientierte Gesundheitsmedizin.

Diese kritische Stoßrichtung der Verwendung von Biomedizin hat in der Medizinhistoriographie ihr Pendant in der These der Medikalisierung menschlichen Lebens: Mit dem Aufstieg von Naturwissenschaften und Technik habe die Medizin seit dem 19. Jahrhundert für immer weitere Aspekte menschlichen Lebens ihre Zuständigkeit reklamiert und alternative Heilprofessionen bzw. religiös-kulturelle Deutungen zurückgedrängt, bis sie schließlich ihre heutige Monopolstellung im Umgang mit Gesundheit und Krankheit erlangt habe. Problematisch an der Medikalisierungsthese ist weniger die Diagnose als die implizite Zuweisung von Täter- und Opferrollen, mit der Patienten und Laien nochmals entmündigt werden (Clarke et al. 2010). Diesem Problem entgehen Diskussionen im Anschluss an Foucaults Konzept der Biopolitik, die auf die für die Moderne typische Internalisierung wissenschaftlich-technischer Handlungsrationalitäten abheben. Denn im Lichte der Medikalisierungsthese blieb (gelingendes) menschliches Leben wesentlich bestimmt als autonomer Bereich je individueller körperlicher sowie psychosozialer Erfahrungen vor bzw. diesseits medizinischer Kontroll- und Erklärungsansprüche. Gesundheit war hier gewissermaßen sich selbst immer schon unmittelbar und deshalb so lange vertraut, bis die Enteignung durch die Medizin dazwischentrat. Aber Biomedizin im Zeitalter der Biopolitik ist nicht die Unterwerfung eines natürlichen Organismus unter die instrumentelle Rationalität von Wissenschaft, Technik und Politik, sondern Biomedizin ist Teil der modernen Wissensregime, die an der Produktion der Natur des Körpers und seiner vielfältigen biologischen, psychischen und sozialen Pathologien teilhaben.

Biomedizin richtet nicht ein primär natürliches Leben zu oder ab, sondern konstituiert die Natur dieses Lebens in seiner heute wirksamen Gestalt. Spezifisch für die Biomedizin ist dabei, dass sie mit ihren technischen Interventionen und molekularbiologischen Erklärungen nicht nur den Körper modifiziert und zum Gegenstand therapeutischer Bearbeitung macht, sondern dass Biomedizin als Wissensform Leben gleichsam von innen neu erschließt. Nicht allein weil die Techniken immer perfekter werden, wird der Zugriff der Biomedizin auf menschliches Leben umfassend, sondern weil Biomedizin in neuer Weise bestimmt, was über menschliche Körper heute gesagt, wie über sie gedacht und was mit ihnen getan werden kann. Am Beginn des 21. Jahrhunderts markiert das Wort »Biomedizin« jene wechselseitige Durchdringung von Natur und Wissen, mit der das organische Leben in den Horizont menschlicher Verfügbarkeit gerückt und damit zum politischen Gegenstand geworden ist. In diesem Sinne sind moderne Gesellschaften zu BioSocieties geworden, deren Mitglieder im Namen kollektiver oder individueller Gesundheitsimperative zuvörderst an sich selbst arbeiten (Rabinow/Rose 2006).

4.6 Datenkörper: Zur Performanz technowissenschaftlicher Repräsentationen

Zur modernen Medizin gehören nicht nur Medikamente, Operationsverfahren und ein Gesundheitswesen, das die Finanzierung der Leistungen sowie die Rechte und Pflichten von Ärzten und Patienten regelt; diese moderne Medizin vollzieht sich auch in speziellen auf sie abgestimmten epistemischen Räumen. Der Topographie der medizinischen Versorgung entspricht eine epistemische Ordnung, bei der im Zuge der Durchsetzung der Biomedizin die technisch-apparativ erhobenen Befunde sukzessiv an die Stelle der subjektiven Beschwerden getreten sind. Die Praxis der Medizin gliedert sich in eine räumlich geregelte Ordnung des Wissens über Krankheiten, die in gradueller Abstufung von der im Alltag fundierten Erfahrungswirklichkeit des individuellen Krankseins bis zur lückenlosen technisch-apparativen Kontrolle des Patientenkörpers gemäß dem Stand des medizinischen Wissens reicht.

Wer ernstlich krank wird, muss einen speziellen Ort aufsuchen (bzw. wird dorthin gebracht), an dem die Krankheit festgestellt und eine Behandlung eingeleitet wird. An diesen Anlaufstellen medizinischer Praxis verzweigen sich die Wege zu einer Vielzahl verschiedener Spezialorte: Vom Hausarzt kann es mit einem Rezept über den Umweg zur Apotheke wieder zurück nach Hause und in den Alltag gehen – oder aber per Überweisung in eine Facharztpraxis bzw. per Einweisung in ein Krankenhaus oder in verschiedene Spezialkliniken. An jedem dieser Orte wird eine für die jeweiligen Untersuchungs- und Behandlungsformen erforderliche Spezialtechnik vorgehalten, um den Patientenkörper und die für die Behandlung benötigten Repräsentationen in aktiver Verbindung zu halten. An der Spitze dieser topographischen Wissens- und Handlungsordnung der Medizin stehen die Operationssäle bzw. die Intensivstationen – zwei Orte, die gesteigerte Tätigkeit anzeigen, ohne dass genauer bezeichnet würde, was dort geschieht. Die Namen deuten an, dass die Medizin hier funktionale Leerstellen geschaffen hat, die ebenso flexibel wie gezielt mit der für notwendig erachteten Handlung ausgefüllt werden können, weil an diesen Orten nicht nur die dafür erforderliche Technik bereitsteht, sondern weil dort gezielt die technisch-diagnostischen Repräsentationen des Körpers zum Einsatz gebracht werden.

Notaufnahme, Operationsaal und Intensivstation bilden epistemisch wie handlungslogisch das Zentrum der modernen Medizin. In diesen Räumen beweist sie nicht nur ihr technisch-instrumentelles Können, sondern hier wird das theoretisch-pathophysiologische Wissen, auf dem die therapeutischen Interventionen aufruhen, praktisch zur Darstellung gebracht. Sensoren, Datenkabel und Monitore liefern nicht nur eine bis dahin noch nie dagewesene Informationsflut, sie stellen als Summe dieser Informationen einen zweiten Körper des Patienten als Datenkörper her. Was im Operationssaal geschieht, ereignet sich im technisch konstruierten Wissensraum der Medizin, wo der Datenkörper zur modernen Natur des Menschen geworden ist. Im Operationssaal wird der Patientenkörper zur Deckung gebracht mit dem Körperwissen der Medizin in Form des Datenkörpers. Wie weit sie diesen Prozess getrieben hat, lässt sich daran ablesen, dass eine ganze Reihe von Funktionen inzwischen technisch nachbaubar geworden sind und deshalb für die Zeit der Operation oder des Aufenthalts auf einer Intensivstation an Maschinen delegiert werden können: die Atmung, die Nierenfunktion, aber auch die Kreislaufregulation. Selbstverständlich gelingt auch hier nicht alles, zumal die moderne Medizin auf Fortschritt und Erweiterung ihres Tuns angelegt ist, also immer Neues probiert, das die Grenzen bisherigen Tuns und Könnens überschreitet. Aber Krankheit ist nun im Medium ihrer diagnostisch-therapeutischen Repräsentation zu dem geworden, als das sie von der Medizin thematisiert wird: eine individuelle Abweichung von biostatistischen Normalparametern. Können und Scheitern sind hier vollständig biomedizinisch bestimmt, aufeinander abgestimmt und somit beide Teil des Systems. Die moderne Biomedizin ist ebenso eine Darstellungstechnik, wie sie eine Interventionstechnik ist. Selbst noch ein Scheitern manifestiert sich im Operationsaal im Repräsentationsraum der Apparate, deshalb gibt es für alle Vitalfunktionen Sensoren. Solange kein Alarmsignal piept, kommt keine andere Natur dort vor.

Durch diese technische Beherrschung des Patientenkörpers, für die dessen mindestens partielle Verschmelzung mit einem Datenkörper die Voraussetzung ist, erreicht die Medizin große Erfolge.[45] Hier der Medizin eine technische Einseitigkeit vorzuwerfen hieße ihre Leistungsstärke zu ignorieren. Der kritische Gewinn dieser praxeologischen Analyse liegt auf einer anderen Ebene. Wenn das Handlungszentrum der Medizin in Operationssaal und Intensivstation zugleich ihren epistemischen Kern bildet, wird sich diese Medizin immer dort als problematisch erweisen, wo sich Patientenkörper und Datenkörper nicht nahtlos zur Deckung bringen lassen – bei alltäglichen Gesundheitsstörungen, für die kein weiterer diagnostischer Aufwand erforderlich ist, weshalb Patienten die richtige Behandlung als kühle Schnellabfertigung erleben; bei chronischen Krankheiten, wo die Herausforderung darin besteht, das alltägliche Leben mit der Therapie abzustimmen, ohne dass dabei neue Diagnostik den Weg vorgibt; bei funktionellen Beschwerden wie Schmerzen oder Leistungsdefiziten, wo die wissenschaftlich-technischen Repräsentationen sich nur schwer mit dem Beschwerdebild in Einklang bringen lassen; oder beim Übergang von der Krankheitsbehandlung in die Sterbebegleitung, wo die auf Intervention optimierte Praxis der Medizin selbst zum Problem wird. Diese Bereiche sind nicht deswegen problematisch, weil hier Medizin schlecht praktiziert würde oder nicht genügend Wissen vorhanden ist, sondern weil ihre Handlungspraxis nicht für diese Situationen optimiert ist. Als Hochleistungsmedizin liefert die Biomedizin keine Strategien für einen adäquaten Umgang mit einem großen Bereich von Gesundheitsstörungen und Erkrankungsformen.

Noch ein weiteres Merkmal der modernen Medizin erklärt sich aus ihrer auf diagnostische Repräsentationen gestützten Handlungslogik und der Dynamik der technowissenschaftlichen Darstellungstechniken: die Überführung scheinbar stabiler Krankheitsentitäten in forschungspragmatische Provisorien und »fiktive Entitäten«. Der Begriff geht auf den Frankfurter Kliniker und Medizintheoretiker Richard Koch (1920: 126 ff.) zurück, der damit die neuen Merkmale der Medizin der Weimarer Republik im Anschluss an Hans Vaihingers *Philosophie des Als Ob* charakterisiert hatte. Was Koch als Kritik am damals vorherrschenden Idealismus und Neokantianismus formuliert hatte, rückt heute in bemerkenswerte Nähe zum hier entwickelten Konstruktivismus. Die praxeologische Analyse überführt die erkenntnistheoretische Frage Kochs nach der Natur der Krankheitsentitäten in eine Deskription der epistemischen und ontologischen Effekte medizinischer Diagnose- und Darstellungstechniken. Die Fortschritte bei der Forschung und den diagnostischen Möglichkeiten summieren sich zu einer fortgesetzten wissenschaftlichen Revolution der Medizin, die paradoxerweise zu unterminieren droht, was der Zweck ihrer Entwicklung und Einführung war, nämlich diagnostische Sicherheit und eine stabile therapeutische Praxis. Die Übersetzung von subjektiven Beschwerden und klinischen Beobachtungen in medizinische Diagnosen und therapeutisches Wissen wird zu einem prinzipiell unabschließbaren Prozess, in dem eben noch scheinbar sichere und ontologisch stabile Krankheitseinheiten sich im Licht neuerer Forschungen und Diagnoseverfahren als Bündel höchst verschiedener und therapeutisch zu unterscheidender Konstellationen herausstellen. Man könnte geneigt sein, dies für eine Übergangsphase auf dem Weg zu einer finalen Stabilität zu halten, bis die Forschung so weit ist, dass sie die endgültigen Ursachen aller relevanten Unterformen von Krankheiten korrekt identifiziert hat. Aber das Forschungshandeln und die technischen Entwicklungen zeigen, dass es sich bei der Auflösung scheinbar stabiler Kategorien um ein Funktionsprinzip der Forschung handelt, hinter dem die Frage nach den Wesensmerkmalen der von ihr beschriebenen Natur zurücktritt. Die Biomedizin reduziert die lebensweltliche Vielschichtigkeit subjektiver Krankheitserfahrung auf objektiv messbare, pathologische Parameter. Aber diesem Reduktionismus im Rahmen ihrer naturalistischen Epistemologie steht eine ontologische Produktivität des biomedizinischen Forschungsprogramms gegenüber, das laufend neue wissenschaftliche Gegenstände generiert (Müller-Wille/Kronfeldner 2011). Der wesentliche Effekt einer technowissenschaftlichen Erforschung von Krankheiten ist in epistemologischer Hinsicht die Auflösung vermeintlich stabiler Krankheitseinheiten. Ihr korrespondiert in ontologischer Hinsicht eine stete Vermehrung der wissenschaftlichen Objekte.

4.7 Medizin als Deutungspraxis und als Handlungswissenschaft

»Die Medizin wird Wissenschaft sein oder sie wird nicht sein.«[46] Das viel zitierte Wort des Klinikers Bernhard Naunyn wird für gewöhnlich als Beleg für die naturwissenschaftliche Orientierung der Medizin um die Wende zum 20. Jahrhunderts gewertet, dabei lässt Naunyn offen, ob Medizin zur Naturwissenschaft werden oder eine eigene Form von Wissenschaft ausbilden solle. Tatsächlich lässt sich die Geschichte der klinischen Medizin im 20. Jahrhundert in grober Vereinfachung anhand der Dominanz biowissenschaftlicher Leitthemen gliedern: Auf eine Phase der Mikrobiologie folgte die Begeisterung für Vitamine und Hormone. Die Kreislaufforschung ließ in der Zwischenkriegszeit die Idee einer homöostatischen Maschine die Oberhand gewinnen. Nach dem Zweiten Weltkrieg lösten die Biochemie, die Immunologie, die Molekularbiologie und dann die Genetik einander als Leittheorien ab, und heute dominieren Endokrinologie, Systembiologie, Neurowissenschaften und Nanotechnologie. Mit diesen wechselnden Konjunkturen partizipierte die Medizin vor allem an den jeweils aktuellen Leitdiskursen innerhalb der Lebenswissenschaften, denn man wird dafür kaum auf signifikante Verschiebungen im Krankheitsspektrum verweisen können. Sie belegen die enorme Produktivität einer naturwissenschaftlichen Orientierung der Medizin, aber sie werfen auch die Frage nach Alternativen auf, also nach genuin medizinischen oder klinischen Formen von Wissenschaftlichkeit.

Wenigstens zwei solcher Alternativen lassen sich leicht benennen, nämlich einerseits die Versuche, das individuelle Krankheitserleben und die objektiven Befunde in den verschiedenen Formen einer psychosomatischen Medizin miteinander zu verbinden, und andererseits das Projekt einer Verwissenschaftlichung der Klinik als Handlungswissenschaft. Sigmund Freud hatte bereits 1895 in seinen *Studien über Hysterie* von der Konversion unbewältigter psychischer Konflikte in körperliche Störungen gesprochen und damit die zentrale Einsicht der Psychosomatik formuliert. Parallel zur Ausbreitung der Psychoanalyse verdankte sich die Psychosomatik in Deutschland auch anderen Traditionen. In den 1920er Jahren kombinierte der Heidelberger Kliniker Ludolf Krehl naturwissenschaftliche Ursachensuche mit einem offenen Blick auf die seelischen Bedingungen des Krankwerdens. Zur selben Zeit begründeten Autoren wie Max Scheler und Helmuth Plessner eine philosophische Anthropologie, welche die alte philosophische Frage nach dem Wesen des Menschen nun im Horizont von Medizin und Lebenswissenschaften reflektierte. In diesem Kontext entstand die Heidelberger Schule der medizinischen Anthropologie, für die insbesondere der Name Viktor von Weizsäcker steht. Sein Ansatzpunkt war die Deutung des medizinisch-objektiven Krankheitsgeschehens als Zuspitzung eines biographischen Konflikts. Mit seinen Krankengeschichten nahm er für diese neue Medizin in Anspruch, die aus der Patientenperspektive immer dringliche Doppelfrage »Warum gerade ich und warum gerade jetzt?«, die bei aller biomedizinischen Ursachenforschung notwendigerweise immer unbeantwortet bleibt, therapeutisch zu klären. Für Weizsäcker eignete jedem pathologischen Geschehen auch eine sinnhafte Dimension, deren Aufdeckung dem Patienten helfen sollte, das medizinische Problem zu lösen und den individuellen Konflikt psychosozial zu bewältigen.

Mit ähnlichen Vorstellungen etablierte sich Mitte des 20. Jahrhunderts international die psychosomatische Medizin, die das Krankheitsgeschehen als eine Organneurose im Sinne der psychoanalytischen Theorie auffasste. Der in die USA emigrierte Analytiker Franz Alexander beschrieb sieben spezifische psychodynamische Konflikte als Ursache für die damit klassisch gewordenen psychosomatischen Krankheiten Ulcus, Asthma, Arthritis, Neurodermitis, Hypertonie, Hyperthyreose und Colitis. Dass diese Krankheiten inzwischen von der Biomedizin anders erklärt werden, verweist auf die Produktivität laborwissenschaftlicher Forschung und ist an sich noch kein Verdikt gegen Alexanders Deutung oder die Psychosomatik insgesamt. Problematischer war die Deutungsmacht, mit der Ärztinnen und Ärzte nun auch das persönliche und intime Erleben der Patientinnen und Patienten ihrer Diagnostik unterwarfen und sich selbst zugleich die Macht zur therapeutischen Sinnstiftung erteilten. So beeindruckend Weizsäckers *Fälle und Probleme* (1947/1988) sich heute noch lesen, so eklatant tritt aus der zeitlichen Distanz die ärztliche Autoritätsposition hervor, von der aus er urteilte. Diese Form der Medizin ist nicht nur mit moderner Selbstbestimmung unvereinbar, vielmehr bleibt verborgen, wie Weizsäckers auktoriale Deutungen einem individuellen Krankheitsgeschehen gerecht werden sollten. Ein solcher Schematismus noch im Namen der individuellen Medizin ist das Verdikt über viele Formen der Psychosomatik.

Einen anderen Weg ist hier Thure von Uexküll mit seiner *Theorie der Humanmedizin* (Uexküll/Wesiack 1988) gegangen. Auch dieser Ansatz zielte auf eine Integration der individuellen, psychischen mit der objektiven, biomedizinischen Perspektive, die Uexküll aber als Ebenen in einem komplex gestaffelten System interagierender Wirklichkeitsbereiche von der molekularen über die zelluläre und organische bis zur psychischen und sozialen

Ebene aufeinander schichtete. Die Vermittlung zwischen Subjekt und medizinischer Objektivität geschieht hier also nicht in der sinnstiftenden Deutung durch den Experten, sondern sie ist im System selbst angelegt als Artikulation der jeweils aneinander angrenzenden Ebenen. Uexküll verfolgt damit das Programm einer biopsychosozialen Einheitstheorie, und seine Theorie der Humanmedizin gehört sicher zum Anspruchsvollsten, was die Medizintheorie hervorgebracht hat. Aber für den historischen Epistemologen ist damit bereits das Problem benannt: Wissenschaft ist ein autokritisches Unternehmen, das sich differenziell und in kritischer Distanz zur Wirklichkeit entwickelt. Uexkülls Theorie liefert eine hervorragende Kritik an der zerstückelnden Einseitigkeit der medizinischen Praxis, aber zur übergreifenden Perspektive für alle medizinischen Disziplinen kann sie sich nicht entwickeln. Die Einheit der Wissenschaften ist allenfalls eine regulative Idee, weil sie an der wissenschaftlichen Praxis ebenso vorbeigeht wie an den widerstreitenden Wirklichkeitskonstruktionen der Einzeldisziplinen. Inzwischen ist Psychosomatik zugleich in aller Munde und institutionell zum Auffangbecken für Essstörungen geworden. Ihre Theorie fungiert nicht als integrierendes Rückgrat hinter der Spezialisierung der medizinischen Einzelfächer, sondern sie hat sich selbst zum therapeutischen Spezialgebiet entwickelt.

Anders steht es mit dem Projekt einer Verwissenschaftlichung der Klinik als Praxis. Zur selben Zeit wie Weizsäcker und gelegentlich als dessen Gegenspieler hatte Paul Martini 1932 eine *Methodenlehre der therapeutischen Untersuchung* vorgelegt, die auf die speziellen Erfordernisse einer klinischen wissenschaftlichen Praxis einging. Weder individuelle Deutungen noch theoretische Erklärungen, sondern allein systematische Therapievergleiche und deren kritische Auswertung könnten die klinische Praxis auf eine wissenschaftliche Basis stellen – und dafür sah Martini aktuellen Handlungsbedarf, wie er im Vorwort schrieb (1932: V): »Die vorliegenden Ergebnisse sind noch nichts Vollendetes. Ich veröffentliche sie trotzdem, denn die Änderung des bisherigen Zustandes scheint mir keinen Aufschub zu ertragen.« In der Rückschau handelt es sich bei diesem Text um einen Meilenstein im Hinblick auf heute aktuelle Verfahren der klinischen Prüfung, in der zeitgenössischen Debatte fand er zwar durchaus Gehör, aber nur wenig Nachfolger. Nach dem Zweiten Weltkrieg kam es dann zu einem denkwürdigen Zusammenstoß, als Martini bei der Jahrestagung der Deutschen Gesellschaft für Innere Medizin in Wiesbaden von den engagierten Vertretern einer nun psychosomatisch genannten Medizin verlangte, endlich die Position aufzugeben, dass »sie sich die Gesetze ihres eigenen Denkens nur selbst zu geben haben«.[47] Das war spitz formuliert und scharf beobachtet, denn die Erweiterung der erklärenden naturwissenschaftlichen Medizin um die individuelle Dimension des Sinnverstehens machte in den Augen von Martini aus der anthropologischen Medizin eine idiosynkratische Praxis, die deren Wissenschaftlichkeit insgesamt infrage stellte.

Martinis Plädoyer für eine sorgfältige Dokumentation therapeutischer Versuche und ihre systematisch-statistische Auswertung konnte sich aber so lange nicht durchsetzen, wie die Orientierung an naturwissenschaftlicher Grundlagenforschung und ärztlicher Autorität als der unbezweifelbare, feste Halt einer sich zur Wissenschaft entwickelnden Medizin galt. Denn mit seiner Methodenlehre konzipierte Martini Medizin nicht als angewandte Naturwissenschaft, sondern aus der ärztlichen Praxis heraus als Handlungswissenschaft. So argumentierte auch Wolfgang Wieland in seiner bis heute singulären Studie zur *Diagnose* (1975) für eine Medizin als Handlungswissenschaft, allerdings nicht von der klinischen Erfahrung her, sondern auf dem Boden einer philosophischen Analyse medizinischer Praxis: Eine Diagnose ist keine Aussage über Naturtatsachen, sondern eine individuelle Handlungsanweisung.

Tatsächlich spricht vieles für eine solche Bestimmung, aber wichtiger noch ist die Frage, was mit einer solchen Wesensbestimmung gewonnen ist. Für Wieland lag der Ertrag in der Wahrheit der philosophischen Bestimmung, für die Medizingeschichte hingegen steht die Vielgestaltigkeit der Praxisformen im Vordergrund, die sich schwerlich auf eine einzige Bestimmung bringen lassen. Wissenschaftsforschung und Historische Epistemologie hingegen drehen die Frage zur praxeologischen Perspektive und fragen nach den Effekten: Der Hinweis auf die Handlungspraxis als den wissenschaftlichen Kern der Medizin erlaubt es, verschiedene Formen ärztlicher Praxis und Phasen der therapeutischen Arbeit wissenschaftlich zu systematisieren. Im Lichte dieser Perspektive wird zugleich deutlich, warum Wielands Fokussierung auf die Diagnose zu kurz greift, wenn sie ärztliches Handeln auf die Subsumption des Falles unter eine diagnostische Kategorie verkürzt, der heutzutage obendrein von instrumentellen und labormedizinischen Befunden abhängt, sich also nicht mehr unmittelbar einer ärztlichen Praxis verdankt. Die Götter mögen vor die Therapie die Diagnose gestellt haben – wie ein vermutlich erst im 19. Jahrhundert entstandener und unter Ärzten bis heute beliebter Spruch lautet –, aber medizinisches Handeln erschöpft sich nicht in der Diagnosestellung.

Noch ein weiterer Trend unterstreicht die Rolle der Medizin als Handlungswissenschaft (bzw. ihre Wiederaneignung als eine solche): die Evaluierung medizinischer und ärztlicher Tätigkeiten zur Qualitätssicherung und Kostenkontrolle. In den meisten westlichen Gesellschaften werden die Kosten für die medizinische Versorgung solidarisch durch den Staat oder ein System von Krankenkassen finanziert. Es gibt eine lange Debatte, ob der medizinische Fortschritt die Kosten antreibt oder ein verbesserter Lebensstandard und die längere Lebenserwartung zu Mehrausgaben führen, in jedem Fall wird in allen Ländern intensiv diskutiert, wie sich die Gesundheitsausgaben begrenzen lassen. Parallel dazu sorgten Beobachtungen für Unruhe, dass in Einzelfällen nicht nur unnötig therapiert wurde, sondern dass Ärztinnen und Ärzte über Jahre an diagnostischen und therapeutischen Strategien festhielten, auch wenn diese längst nicht mehr dem Stand des Wissens entsprachen oder sogar als schädlich erwiesen waren. Infolge der damit ausgelösten Reformprozesse bestimmen, was eine Ärztin für ihre Patientin beschließt oder ein Arzt mit seinem Patienten aushandelt, heute längst nicht mehr die ärztliche Praxis, sondern diese ist bis in die einzelnen Handlungsschritte hinein durch kollektive Vorgaben und Leitlinien bestimmt.

Die ärztliche Praxis unterliegt heute einer Rechtfertigungspflicht nicht nur den Patienten und Angehörigen gegenüber, sondern auch vor der Fachcommunity, dem Kostenträger und potenziell der Öffentlichkeit. Oft wird hier nur die spektakuläre Seite des Haftungsrechts öffentlich – auch diese hat gelegentlich massive gesellschaftliche Auswirkungen weit über den Einzelfall hinaus, etwa wenn die Haftpflichtkosten für Hebammen so steigen, dass damit ein Berufszweig in niedergelassener Tätigkeit unmöglich gemacht wird. Größere Auswirkungen im Hinblick auf die Transformation medizinischer Praxis dürfte die Dokumentationspflicht gehabt haben. Aufzeichnungen über Patienten dienten schon immer auch Verwaltungsaufgaben, die Krankenakte als Dossier der ärztlichen Behandlung ist aus dem Verwaltungsregister und der Kostplanung hervorgegangen.[48] Als Protokoll der ärztlichen Praxis diente sie dann primär der Kommunikation und Handlungsplanung innerhalb des Krankenhauses bzw. mit anderen Akteuren im Gesundheitssystem. Aber mit der Dokumentation jedweder ärztlichen Handlung zu ihrer potenziellen Rechtfertigung wird die Akte zum Repräsentanten des Falles, und aus der Begutachtungssituation wird der Normalfall. Systemzwänge treten in allen Bereichen auf, wo viele Menschen regelhaft interagieren, die ausdifferenzierte Dokumentation medizinischer Praxis verkörpert dabei alle Bedeutungsschichten von Rationalisierung: Mit den formalisierten Eintragungen werden die Handlungen schematisch, mögliche Freiheitsgrade verschwinden zugunsten größerer Standardisierung, und die konsekutive Logik der Dokumentierung wird zur Rechtfertigung der Praxis. Der »lästige Papierkram« ist nicht nur zeitaufwändig, Ärztinnen und Ärzte wehren sich heute gegen eine Enteignung ihres Handelns.

Die Eigenlogik der medizinischen Dokumentation hat auch epistemische Effekte. In Anbetracht der konstruktiven Potenz heutiger lebenswissenschaftlicher Forschungstechniken und Untersuchungsensembles scheint sich abzuzeichnen, dass Rückkopplungseffekte zwischen den Leitlinien des therapeutischen Vorgehens, den Krankheitseinheiten als den Gegenständen der wissenschaftlichen Forschung und der öffentlichen Diskussion über Krankheitsbilder die Entwicklung der Medizin prägen werden. Der kanadische Wissenschaftsphilosoph Ian Hacking (1999) hat darauf aufmerksam gemacht, dass humanwissenschaftliche Kategorien interaktiv sind, weil sie in Wechselwirkung geraten zu dem, was mit ihnen erfasst werden soll. Hysterie, traumatische Neurose, multiple Persönlichkeitsstörung sind Beispiele dafür, dass es einen Feedback-Effekt bei der Diagnosestellung gibt und eine solche Diagnose auch auf die Betroffenen zurückwirkt. Wenn Krankheitseinheiten keine Wesenseinheiten der Natur bezeichnen, sondern die Forschungsobjekte einer dynamischen Wissenschaftskultur, werden sich solche Effekte grundsätzlich auch bei anscheinend rein objektiven Diagnosen beobachten lassen. Inzwischen scheint es eher eine Frage der hinreichenden

Konzentration von Forschungsoptionen und Fördermitteln, um bei nahezu beliebigen Krankheitsfragen biologische Marker, signifikante Korrelationen beeinflussender Faktoren oder statistische Daten zur Wirksamkeit verschiedener Interventionen zu generieren. Damit ist Medizin auch in dem Sinne zur Handlungswissenschaft geworden, dass ihre gegenwärtige Praxis von den konstruktiven Effekten ihrer Wirklichkeitsbeschreibungen mitbestimmt wird.

Praxeologisch sind solche Transformationen der Verfahrensweisen in der Medizin entscheidender als die damit verbundenen theoretischen Orientierungen. Für eine Praxis, deren Primat bis hin zum Handlungszwang auf der therapeutischen Intervention liegt, kann ein Dietl'scher therapeutischer Nihilismus nur eine Ausnahme darstellen. Im Vergleich zu den Manifesten des 19. Jahrhunderts und dem ideologischen Streit der Zwischenkriegszeit, aus dem nicht zuletzt eine intensive Methodendiskussion über eine der Medizin angemessene Form von Wissenschaftlichkeit hervorging, verweist die Transformation der Medizin zur Biomedizin weniger auf eine Durchsetzung des naturwissenschaftlichen Paradigmas als auf eine Hybridisierung medizinischer und wissenschaftlich-technischer Verfahrensweisen. Biomedizin ist technisch geprägt, weil die Lebenswissenschaften inzwischen selbst zu Technowissenschaften geworden sind, in denen das Handeln, die aktive Transformation des Gegenstands Vorrang vor der Wissensgenerierung hat.

4.8 Ethik und Erkenntnisgewinn in der Klinik

Experimentelle Forschung unterscheidet sich von der rein beobachtenden darin, dass sie Natur auf die Probe stellt, ihr Bedingungen vorschreibt, mit denen sie eine bestimmte Reaktionsweise herausfordert. Das war der Einsatz der wissenschaftlichen Revolution. Sie wollte Natur nicht mehr nur beobachten und beschreiben, sondern sie im Experiment wie eine Flüchtige stellen, sie in der Versuchsanordnung zwingen, ihre Geheimnisse preiszugeben. Diese Logik der Forschung legte mit der Wende zu Laborexperimenten auch der Medizin klinische Versuche, also Menschenversuche systematisch nahe. Deshalb bedürfen Medizin und Forschung seither einer strengen ethischen Legitimation und Kontrolle – und nicht etwa weil ab dem späten 19. Jahrhundert moralisch weniger verlässliche Mediziner tätig gewesen wären oder die Medizin heute gefährlicher wäre. Weil die Medizin seit dem 19. Jahrhundert auf experimentelle Wissenschaften und damit auf systematische Versuche am Menschen setzte, öffnete sie sich für radikale Experimente im Namen der Wissenschaft.

Besonders brisant ist diese Konstellation, weil die Verklammerung von Fortschritt und Wissenschaft durch die experimentelle Methode in der Medizin einem Denken Bahn bricht, in dessen Logik die Zukunft einer besseren Medizin Opfer bei der Forschung in der Gegenwart legitimiert. Das Experiment nimmt den potenziellen Schaden um einer besseren Zukunft willen in Kauf. Selbstverständlich verurteilte Claude Bernard Experimente am Menschen, die ihnen schadeten, da unterschied er sich von nachfolgenden Medizinern, aber ebenso sicher war er, dass Versuche, die nutzen könnten, geboten waren. Für Bernard stand außer Frage, dass allein schon die Aussicht auf Nutzen ein therapeutisches Experiment rechtfertigte, auch einen Menschenversuch, wenn er nur gewissenhaft durchgeführt wurde – wobei er explizit die Differenz zur abwartenden Haltung des hippokratischen Arztes hervorhob (Bernard 1961: 286 ff.). Das sollte sich als verhängnisvolles Axiom herausstellen: Die experimentelle Methode führte eine Bilanzrechnung in die ärztliche Ethik ein, bei der ein möglicher Schaden gegen die Aussicht auf Nutzen in Form eines erst zukünftig zu gewinnenden wissenschaftlichen Wissens abzuwägen war. Nicht ein Verfall moralischer Werte, sondern die Forschungslogik führte dazu, dass sich die experimentelle Medizin von der hippokratischen Maxime *primum nihil nocere* verabschiedete.

Als im Jahr 1900 vom preußischen Staat erstmals Richtlinien zum wissenschaftlichen Experimentieren erlassen wurden, in denen z.B. die Einwilligung der Probanden bei Menschenversuchen vorgeschrieben wurde, war dies nicht das Ergebnis abstrakter humanitärer Erwägungen, sondern durch einen solchen Fall veranlasst: die Versuche von Albert Neisser (1855–1916). Neisser war einer der anerkannten Medizin-Experten seiner Zeit. Er hatte sich mit der Entdeckung der Gonokokken (*Neisseria gonorrhoeae*) einen Namen gemacht und wie andere Mikrobiologen mit der erfolgreichen Züchtung von Keimen im Labor die Hoffnung verknüpft, bald auch Heilmittel aus den Kulturen herstellen zu können. Robert Koch war bei diesem Plan mit seinem »Tuberkulin« skandalös gescheitert, aber Emil von Behring hatte 1891 spektakulären Erfolg mit einem Diphterie-Serum. Neisser beschäftigte sich mit der Frage, ob auch für die Syphilis eine solche Serum-Therapie möglich sei. Dazu injizierte er zehn Frauen ohne ihr Wissen das filtrierte Serum von Syphilis-Patienten, woraufhin vier von ihnen unheilbar erkrankten. In der darauf einsetzenden öffentlichen Entrüstung über Neissers Vorgehen verteidigten prominente Mediziner Neisser mit dem Argument, dass ein Experiment prinzipiell richtig bleibe, solange es methodisch korrekt durchgeführt werde, auch wenn dabei Menschen zu Schaden kämen. Diese Einschätzung sollte sich erst ändern, nachdem die Beteiligung von Ärzten an den Medizin-Verbrechen des Nationalsozialismus eine solche Position unhaltbar gemacht hatte.

Anlässlich der Nachricht über die Versenkung eines Passagierdampfers im Zweiten Weltkrieg soll der Tropenmediziner Claus Schilling beiläufig geäußert haben, die Katastrophe sei, dass so viele Menschenleben sinnlos geopfert worden seien und dasselbe Opfer viel Nutzen hätte stiften können, wenn es für die Medizin erfolgt wäre.[49] Das ist die fatale Version der Logik des medizinischen Fortschritts, die mit gutem Gewissen und im Namen einer übergreifenden Humanität das Leben Einzelner gegen den Nutzen aller aufrechnet. Wenn Ärzte dann noch in einer Zeit leben, in der Menschengruppen systematisch interniert und ermordet werden, wird es dieser Logik folgend zum moralischen Akt, verworfenes menschliches Leben wenigstens für die Wissenschaft zu nutzen – dafür mussten diese Ärzte nicht einmal die politischen Ansichten des mörderischen Regimes teilen. Das ist die Lektion des Falles Schilling. Bis zu seiner Emeritierung hatte er die tropenmedizinische Abteilung des Robert-Koch-Instituts geleitet, nach 1936 forschte er zunächst in den Wittenauer Heilstätten zum »Malaria-Schutz«, dann auf Einladung des italienischen Gesundheitsministeriums an der Entwicklung einer Malaria-Impfung in italienischen psychiatrischen Einrichtungen. Schließlich führte er diese Versuche in großem Maßstab im KZ Dachau fort. Im ersten Dachau-Prozess, in dem Schilling zum Tode verurteilt wurde, verteidigte er sich mit den Worten: »Ich gebe zu, dass bei jenen Versuchen Menschen leiden mussten [...]. Aber die Interessen der Wissenschaft, Millionen vor dieser Krankheit zu bewahren und zu retten, standen viel höher.«[50]

Die Zeit des Nationalsozialismus zählt inzwischen zu den am intensivsten bearbeiteten Feldern der Medizingeschichte. Auch nach der Aufarbeitung der Verbrechen und der Rekonstruktion der Täter- bzw. Opferbiographien stellt diese Zeit eine für die Ethik und Epistemologie der Medizin gleichermaßen zentrale Herausforderung dar. Die Medizin im Nationalsozialismus galt lange wegen ihrer menschenverachtenden Menschenversuche als beispiellose Phase der Preisgabe aller Standards, der ethischen wie der wissenschaftlichen. Experimente, die gezielt zum Tode führten wie die Unterdruck- und Kälteversuche im Konzentrationslager Dachau, schienen zu grausam, um überhaupt nach einer wissenschaftlichen Legitimation zu suchen. Es gehört zu den wichtigsten und erschütterndsten Einsichten, dass viele dieser mörderischen Menschenversuche strikt einer Logik der entgrenzten Forschung folgten, mit der das Experimentieren im Namen der Wissenschaft radikal über alle ethischen Normen und die Grenzen menschlicher Leidensfähigkeit erweitert wurde. Es liegt in der Logik von Forschung, Grenzen zu überschreiten, das ist die Verschränkung von Epistemologie und Ethik.

Die menschenverachtenden Experimente während der NS-Zeit zeigen, dass Menschen aus wissenschaftlichen Gründen und zu Zwecken der Forschung moralisch verwerflich handeln können. Sie demonstrieren die Logik des wissenschaftlichen Experiments am Extremfall, aber sie waren nicht auf die NS-Täter beschränkt. Das wussten schon die Verteidiger der Nazi-Ärzte beim Nürnberger Ärzteprozess 1947, als stellvertretend für Tausende »Mitläufer« und Parteigenossen nur zwanzig Ärzte als Täter angeklagt wurden. Insbesondere entgrenzte politische Situationen wie Krieg und die systematische Ausgrenzung ganzer Menschengruppen verleiten dazu, extreme Experimentalstrategien als legitim anzusehen, sei es, weil so dem ausgegrenzten Leben noch ein Nutzen abgewonnen werden soll, sei es aufgrund der vermeintlichen Dringlichkeit der Forschungsaufgabe – wie in den zahlreichen Strahlungsversuchen parallel zu den Atomtests, als praktisch alle Atommächte akuten Handlungsbedarf vorschützten – oder sei es, dass die Ausnahmesituation des Krieges besondere Mittel rechtfertigen soll. Dabei sind sozial Benachteiligte und institutionalisierte Gruppen besonders vulnerabel für medizinische Experimente, wie das Beispiel der berüchtigten Tuskegee-Studie belegt,[51] bei der den afroamerikanischen Bewohnern dieses Ortes im Süden der USA nicht nur über Jahrzehnte eine angemessene medizinische Versorgung, sondern auch jedwede Aufklärung über das Vorgehen vorenthalten wurde, um den »natürlichen Verlauf« und die »spontane Ausbreitungsrate« der Syphilis studieren zu können, obwohl es schon längst wirksame Medikamente gab.

Heute regulieren weltweite Konventionen wie die Deklaration von Helsinki die Forschung an Menschen. Sie ist auch für die Entscheidungen der in Deutschland tätigen Ethikkommissionen verbindlich. Im Unterschied zur naturwissenschaftlichen Forschung ist hier das gefundene Gesetz aber noch nicht die Lösung des Problems, sondern nur die Anleitung zur Debatte. Der strikte Ausschluss von vulnerablen Gruppen wie Kindern oder bewusstlosen Patienten z.B. würde dazu führen, ausgerechnet für diese in besonderer Weise bedürftigen Patientengruppen keine erprobten Therapien mehr zur Verfügung zu haben. Deshalb fordert die Helsinki-Deklaration Forschung, die auf die Bedürfnisse dieser Gruppen antwortet. Aber wer darf sich anmaßen, den zumutbaren Schaden abzumessen, wenn keine Einwilligung möglich ist? Die allgemeinen Prinzipien sind hier einerseits der Ausschluss schädigender fremdnütziger Forschung und andererseits bewährte Stellvertreter-Mechanismen wie eine Zustimmung über Erziehungsberechtigte, nahe Angehörige oder Amtsrichter. Aber auch damit wird lediglich präzisiert, dass aus der Logik der Forschung ethische, also durch Bewertung und Entscheidung zu bewältigende Probleme resultieren.

Anlässlich der Verleihung des Nobelpreises an Robert Edwards für die Entwicklung der künstlichen Befruchtung resümierte die *New York Times*, dass dessen Versuche heutzutage nicht mehr möglich wären, weil sie nicht die Zustimmung einer Ethikkommission bekämen.[52] Tatsächlich konnte Louise Brown erst geboren werden, nachdem der Embryo-Transfer in mehr als vierzig vorangegangenen Versuchen fehlgeschlagen war. So sehr die Sensibilisierung für die aus der wissenschaftlichen Orientierung der Medizin resultierenden ethischen Problemlagen zu begrüßen ist, wirft die rückblickende Einschätzung schwierige Fragen auf. Der späte Erfolg und die heutige Etablierung der Reproduktionsmedizin können keinesfalls die damalige Praxis rechtfertigen, allein schon weil sorgfältigere Vorbereitungen ihre Einführung möglicherweise nur verzögert, nicht aber verhindert hätten. Der Konflikt zwischen Ethik und Erkenntnisgewinn reicht jedoch tiefer, als die möglich gewordenen Erfolge vermuten lassen. Auch die Regulierung ärztlicher Forschung durch ethische Richtlinien partizipiert an der Experimentalisierung des Lebens. Gleichzeitig muss auf die mit der Institutionalisierung der Medizin- und Bioethik verbundene Normierung immer weiterer Bereiche menschlichen Lebens durch fachwissenschaftliche und medizinische Expertise hingewiesen werden. Auch ethische Normensetzung und Normenkontrolle treiben den in modernen Gesellschaften implementierten Normalisierungsprozess weiter voran. Das gilt insbesondere, solange die Frage des Nutzens oder Schadens einer therapeutischen Maßnahme aus guten Gründen nicht als individuelle Abwägung, sondern als objektive Größe in die Bewertung eingeht. Auch medizinische Ethik führt nicht zu einer Erneuerung der Kunst des guten Lebens, sondern organisiert die Bewältigung der moralischen Herausforderungen ärztlichen Handelns nach abstrakten Prinzipien.

5. Quo vadis Medizin?

5.1 Die Dynamik der Medizin

Gegenwart und Geschichte der Medizin zeigen eine große Bandbreite ärztlichen Handelns. Was die richtige Praxis der Medizin ist und welches Wissen dafür relevant ist, lässt sich offenbar nicht a priori ihrem Begriff entnehmen. Vielmehr sind ihre verschiedenen Formen auch in verschiedener Hinsicht gut, richtig oder günstig, weil Medizin zu unterschiedlichen Zeiten nach sehr unterschiedlichen Maßstäben beurteilt und legitimiert wird. Das heißt aber, dass wir es hier nicht allein mit einem Problem des wissenschaftlichen Fortschritts zu tun haben, bei dem allmählich eine immer bessere Wissenschaft noch verbreitetes Unwissen, vorherrschende Skepsis oder spekulative Theorien ablöst. Vielmehr unterliegt der Maßstab, was die richtige Wissenschaft für ihre Praxis ist, kulturellen Wandlungen und gesellschaftlichen Auseinandersetzungen. Diese zentrale wissenschaftshistorische Einsicht hat eminente wissenschaftsphilosophische Implikationen, denn sie zwingt dazu, die jeweils gültigen Theorien der Medizin in den Kontext ihrer kulturellen, soziopolitischen Anerkennungsbedingungen zu stellen. Medizingeschichte und Wissenschaftsforschung klären empirisch darüber auf, wie über die Gültigkeit medizinischer Theorien und Leitsätze entschieden wird bzw.

welche Praktiken sich aus welchen Gründen durchsetzen. Wissenschaftsphilosophie hat diese Debatten traditionellerweise geltungstheoretisch rekonstruiert, die aus der Binnenperspektive der Medizin zumeist nur als Frage des wissenschaftlichen Fortschritts wahrgenommen werden. Medizinphilosophie kann sich aber nicht damit begnügen, mit einem wissenschaftstheoretischen Methodenapparat die gängige Praxis der Medizin geltungstheoretisch auf ihre logischen Voraussetzungen zu prüfen. Vielmehr muss sie die komplexen sozioepistemischen Dynamiken der Herstellung und Durchsetzung medizinischen Wissens reflektieren, um den Gesamtzusammenhang von medizinischem Handeln und gesellschaftlichem Umgang mit Krankheitserfahrungen nicht aus dem Blick zu verlieren. Damit liefert gerade die Medizin wichtige Impulse für eine um Wissenschaftsgeschichte und Wissenschaftsforschung erweiterte Wissenschaftsphilosophie.

Was sind nun die aktuellen Trends in der Medizin und welche Maßstäbe zu ihrer Beurteilung ergeben sich aus dem bisher Dargelegten? An verschiedenen Stellen ist in dieser Einführung bereits angemerkt worden, dass die wissenschaftliche medizinische Praxis mit der sogenannten evidenzbasierten Medizin (EBM) in jüngster Zeit weltweit einen bemerkenswerten Wandel durchlaufen hat, bei dem die Legitimation ärztlicher Maßnahmen umgestellt wurde von ihrer Rechtfertigung durch pathophysiologische Erklärungen, wie sie seit der Entstehung der Krankenhausmedizin, der laborexperimentellen Revolution und der Entfaltung der Biomedizin das theoretische Ideal gebildet hatten, auf eine empirisch-klinisch nachgewiesene Wirksamkeit. Dieser Wandel soll deshalb den Ausgangspunkt für das Kapitel bilden (5.2–5.4). Zunächst gilt es, die Transformation historisch nachzuzeichnen und in epistemologischer Hinsicht systematisch zu explorieren. Das treibt zugleich die wissenschaftsphilosophische Reflexion voran, denn einerseits wurde dieser Prozess explizit als »Paradigmenwechsel« propagiert und andererseits ging er mit einer massiven Verschiebung der etablierten Hierarchien im Gesundheitssystem einher; er bewirkte eine neue biopolitische Situation, die üblicherweise als Ökonomisierung und Standardisierung der Medizin diskutiert wird.

Inzwischen ist die Durchsetzung der EBM weitgehend abgeschlossen, sie ist – im Sinne Kuhns – von einem neuen kritischen Paradigma zur Normalwissenschaft geworden. Eine erste Monographie *Philosophy of Evidence-Based Medicine* bringt diese historisch neue Situation in dem Erstaunen ihrer rhetorischen Eröffnungsfrage zum Ausdruck: »What on earth was medicine based on before evidence-based medicine?« Jeremy Howick (2011: 3f.) unterscheidet dabei drei Grundrichtungen der Medizin. Sie könne sich entweder auf klinisch beobachtete Wirkungen stützen, wie sie mit der EBM wissenschaftlich systematisiert worden seien, oder auf Ursachenerklärungen, wie sie die pathophysiologische Forschung bereitgestellt hatte, oder schließlich auf Behauptungen ärztlicher Erfahrung, wie sie für eine Zeit typisch waren, in der Ärzte als Halbgötter in Weiß unanfechtbare Autorität genossen. Aber die medizinphilosophische Reflexion tut gut daran, ihre Analyse nicht in solcher Weise vorschnell in den Dienst der Legitimation einer neuen Methodologie zu stellen, sondern deren Versprechungen ins Verhältnis zur Praxis und zu den Grunddimensionen ärztlichen Handelns zu setzen (5.5). Damit treten die internen Widersprüche und Probleme der EBM deutlicher hervor. Insbesondere den Begriff der Evidenz gilt es zu problematisieren und aus seiner scheinbaren Unhintergehbarkeit zu befreien. Eine solche Analyse kann einerseits die wissenschaftlichen Gründe für die EBM sowie die soziopolitischen Kontextbedingungen für ihre Durchsetzung freilegen, andererseits aber auch aufzeigen, wie diese systematisch eben jene Praxis verfehlt, zu deren Optimierung sie angetreten ist. Auf dem Boden dieser

Analyse erscheint EBM buchstäblich als eine Ent-Täuschung, die fundamentale Fragen zum Sinn ärztlichen Handelns aufwirft (5.6).

Die Zeitdiagnose einer weitgehend abgeschlossenen Durchsetzung der EBM führt zugleich zu der Frage, wie es mit den bis dahin dominierenden Forschungsrichtungen der wissenschaftlichen Medizin weitergeht, die als Biomedizin weiterhin die laborexperimentelle Forschung anleiten. Nahezu gleichzeitig zur Einführung der EBM reüssierten diese Forschungen mit dem nicht weniger revolutionären Projekt einer *personalisierten Medizin*, das dank molekularbiologischer und vor allem gendiagnostischer Fortschritte und auf der Basis der Rechenkapazitäten von Big Data in Aussicht stellte, die Lücke zwischen der Krankheitseinheit und dem individuellen Fall streng naturwissenschaftlich zu schließen (5.7). Die Entzifferung des menschlichen Genoms und die Identifikation krankheitsspezifischer Mutationen ließen die Vision entstehen, schon in naher Zukunft für jeden Patienten eine individuell zugeschnittene Therapie bereitstellen zu können. Einen solchen Durchbruch hat dieses Projekt zwar nicht erreicht, aber es ist keineswegs gescheitert, sondern hat im Gegenteil eine Vielzahl neuer Einsichten in die komplexen Regulationsgefüge im Körper geliefert. Es ist damit ein aktuelles Beispiel für die schon in den vorangehenden Kapiteln skizzierte Dynamik biowissenschaftlicher Forschungen, mit neuem Wissen immer komplexere Wirklichkeitsbeschreibungen zu liefern. Für einzelne Krankheiten mag es in naher Zukunft individualisierte Therapieansätze geben, aber in der Mehrzahl der Fälle hat die Suche nach genetischen Krankheitsursachen auf die komplexen Interaktionswege zwischen einer Mutation und einer klinisch manifesten Erkrankung aufmerksam werden lassen, wobei die genetischen Varianten keineswegs ein Krankheitsgeschehen determinieren.

Schon jetzt zeichnet sich dabei eine besondere Spannung zwischen der Legitimation klinischer Praxis über große randomisierte klinische Studien (randomized clinical trials = RCTs) und den neuen Subspezifizierungen der Krankheitsentitäten ab. In epistemologischer Hinsicht ist deshalb das Aufkommen der sogenannten individualisierten Medizin von besonderem Interesse, die nicht mehr die Prüfung einer laborexperimentellen Hypothese, sondern die zufällige Beobachtung einer singulären therapeutischen Wirksamkeit zum Ausgangspunkt laborwissenschaftlicher Forschungen nimmt. Diese neue Forschungsrichtung reagiert auf die gewonnenen Einblicke in die genetisch-molekularbiologische Komplexität des Organismus und stellt vor dem Hintergrund der epistemologischen Spannung zwischen EBM und personalisierter Medizin einen eigentümlichen Kompromiss dar. Denn einerseits setzt sie bei der beobachteten klinischen Wirksamkeit als dem Basiskriterium der EBM an, andererseits startet sie von dort aus Ursachenforschungen zum Verhalten eines einzelnen Organismus, betreibt also aus Sicht der EBM sinnlose Studien mit einer Fallzahl von N = 1.[53]

Individualisierte Medizin ist ein Beispiel für die veränderte Wissenschaftskultur, die derzeit seitens der Wissenschaftsphilosophie als möglicher Epochenbruch diskutiert wird: die Wende von der klassischen, hypothesengeleiteten Forschung, wie sie paradigmatisch von den Naturwissenschaften seit der Frühen Neuzeit verfolgt wurde, zu einer Technowissenschaft, die sich statt am Denkbaren und theoretisch Möglichen am technisch Machbaren und ökonomisch Realisierbaren orientiert (Nordmann et al. 2014). Die Debatte sprengt den Rahmen dieser Einführung, aber die aktuellen Diskussionen um EBM, die neue Dominanz anderer Akteure wie der pharmazeutischen Industrie im Gesundheitssystem und die personalisierte bzw. individualisierte Medizin markieren nicht nur theoretische Umorientierungen, sondern auch einen Strukturwandel in der Medizin. Damit verdeutlichen sie, welche Impulse von der Wissenschaftsforschung zur Medizin für wissenschaftsphilosophische und wissenschaftspolitische Diskussionen ausgehen können.

Unter der Überschrift »Quo Vadis Medicina?« hat Kazem Sadegh-Zadeh (2015: 845–852) sein monumentales Handbuch der analytischen Philosophie der Medizin mit skeptischen Ausführungen zum bevorstehenden Übergang der Medizin als einer Ingenieurwissenschaft in eine posthumane Anthropotechnik abgeschlossen. Humanistisches Pathos von dieser Seite mag überraschen, zumal sich dieselben Tendenzen der Medizin mit dem kalten Blick der Systemtheorie in organisationssoziologischer Perspektive als perfekte Selbstreferenzialität eines nun ausschließlich auf Handlungslegitimation ausgerichteten Gesellschaftsbereichs beschreiben lassen (Saake/Vogd 2008). Aber die aufgerufenen Stichworte der Dominanz des Technischen, Ökonomischen und der Machbarkeit machen schließlich noch auf zwei weitere Trends aufmerksam, von denen nur der eine innerhalb der Medizin und vor allem auch in der Medizinethik intensiv diskutiert wird: Enhancement und die Entstehung der sogenannten wunscherfüllenden Medizin (5.8).

Wie hingegen Biobanken, massive Datenakquise und die Regime digitaler Datenverarbeitung die medizinische Praxis verändern, wird allenfalls von Expertenkreisen wahrgenommen. Computerbasierte medizinische Expertensysteme waren bereits das Versprechen der Einführung von elektronischer Datenverarbeitung und künstlicher Intelligenz in die Medizin gewesen, in Zeiten von Big Data kehrt es als Vision eines Robodoktors zurück, der automatisch die Literatur anhand der Daten eines Patienten durchsucht, während Patienten schon längst Dr. Google, Foren und Blogs zu ihren rund um die Uhr verfügbaren Ratgebern erkoren haben. Es gibt also eine ganze Reihe epistemologischer und praxeologischer Argumente, warum klinische Medizin heute keine Wissenschaft nach dem Vorbild der Natur- und Lebenswissenschaften, sondern ein Konglomerat handlungswissenschaftlich organisierter Praktiken darstellt.

5.2 Von der Erklärung zur Evidenz

Der Grundgedanke der evidenzbasierten Medizin scheint denkbar einfach und vermeintlich unabweisbar:

> »Evidence based medicine is the conscientious, explicit, and judicious use of current best evidence in making decisions about the care of individual patients.« (Sackett et al. 1996)

Im Zentrum steht dabei die Verklammerung von sogenannter »interner«, also klinisch-individueller Information zur Situation eines Patienten mit »externer Evidenz« über die Wirksamkeit der verfügbaren diagnostischen und therapeutischen Maßnahmen, möglichst aus randomisierten klinischen Studien. Der Ansatz zielt darauf, Daten einer systematischen Prüfung, wie sie vor allem in klinischen Studien zur Zulassung neuer Arzneimittel oder auch in epidemiologischen Untersuchungen erhoben werden, für die Therapie eines einzelnen Patienten zu nutzen. Das scheint aus der Rückschau wenig revolutionär und kaum mehr als die Aufforderung zur möglichst konsequenten Anpassung der Klinik an die neuesten Ergebnisse der klinischen Forschung. Aber die Umstellung der therapeutischen Entscheidung von der Logik pathophysiologischer Erklärungen auf die Evidenz nachgewiesener Wirksamkeiten markiert gleichwohl eine epistemologische Zäsur. Im Labor experimentell als objektiv gesichertes Wissen ist inzwischen statistisch-epidemiologisch anfechtbar geworden; klinische Geltung haben nur Wirksamkeitsstudien. Der Wahrheitsanspruch kausal begründeter Therapien zerschellt heutzutage am neuen Rationalitätstyp empirisch belegter, klinischer Evidenz. Das veranschaulicht ein legendärer Weihnachtsartikel im renommierten *British Medical Journal*, der in einer randomisierten klinischen Studie die retroaktive Wirksamkeit von kollektivem Beten vier bis zehn Jahre nach der Erkrankung nachgewiesen haben wollte:[54] EBM hat die Verpflichtung auf rational nachvollziehbare Erklärungen methodisch eingeklammert.

Die Geschichte der EBM wird allgemein mit der McMaster University in Hamilton, Kanada, in Verbindung gebracht. Dort hatte David Sackett 1967 ein Department of Clinical Epidemiology and Biostatistics gegründet und damit aus der Epidemiologie, die sich bis dahin mit dem Gesundheitszustand von Patientenkollektiven und Bevölkerungsgruppen befasst hatte, eine klinische Disziplin geformt. In kritisch-aufklärerischer Absicht wurden von der Gruppe um Sackett Studienergebnisse und epidemiologische Daten nicht nur für gesundheitspolitische Maßnahmen, sondern als »klinische Epidemiologie« auch zur Entscheidung über die Therapie einzelner Patienten gesammelt. Ähnliche Impulse einer Reform der klinischen Medizin gingen Anfang der 1970er Jahre von John Wennbergs Beobachtung teilweise erheblicher Behandlungsunterschiede für identische medizinische Probleme in den Krankenhäusern der amerikanischen Ostküste aus, wobei die Universitätskliniken keineswegs besser abschnitten. In Großbritannien sorgte zur selben Zeit Archibald Cochranes kritische Evaluation der Effizienz des nationalen Gesundheitssystems für Aufmerksamkeit.[55] 1992 lancierte eine »Evidence-based medicine working group« (1992) den inzwischen geläufigen Namen als Ausdruck für einen Paradigmenwechsel, und fünf Jahre später folgte das erste Lehrbuch (Sackett et al. 1997). Inzwischen hat EBM in die verschiedensten Fachdisziplinen der Medizin Einzug gehalten und wird weltweit praktiziert.

Die Gründe dafür können zum einen in der klaren Handlungslogik der EBM vermutet werden, die für alle möglichen klinischen Fragen immer dieselbe Maxime der Suche nach empirischer Evidenz fordert. Zum anderen müssen sie weitgehend außerhalb der Medizin gesucht werden, denn besondere therapeutische oder theoretische Erfolge sind mit der EBM nicht verknüpft. Obendrein wurde ihre Einführung, die sich nach außen hin und gesamtgesellschaftlich als ein erstaunlich reibungsloser und stiller Wechsel vollzog, innerhalb der Medizin vehement und aggressiv diskutiert: Kanadische Kollegen haben der EBM-Bewegung wegen ihrer normativ hoch aufgeladenen und ausgrenzenden Fixierung auf wenige Formen klinischer Daten eine »mikrofaschistische« Haltung vorgeworfen, Kölner Gesundheitsökonomen vermuteten die Wurzeln der EBM in protestantischen Exegese-Traditionen, andere haben den missionarischen Eifer der EBM-Apostel kommentiert, der bis zur Parallele von Bekehrungserlebnissen reiche.[56] Sogar eigene Zeitschriften wie das *Journal of Evaluation in Clinical Practice* entstanden für diese kritische Debatte.

In der Rückschau auf die Zeit vor der evidenzbasierten Medizin tritt eine Besonderheit der 150-jährigen Dominanz pathophysiologischer Erklärungen in der Medizin zutage: Forschung unter dem Dach pathophysiologischer Mechanismen vereinte mehr oder minder alle an den medizinischen Fakultäten vertretenen Disziplinen, auch wenn sie ansonsten über Kreuz lagen und sich z.B. hinsichtlich der Wertigkeit bestimmter kausaler Faktoren heftig stritten. Retrospektiv wird erkennbar, wie die gemeinsame Orientierung am Ursachenkonzept diesen Richtungsstreit ermöglichte, bedingte und befeuerte. Physiologen, Molekularbiologen, Internisten, Chirurgen und Radiologen hatten alle gute Gründe für ihr jeweiliges therapeutisches Vorgehen, und es schien nur eine Frage des wissenschaftlichen Fortschritts, bis die Natur des Krankheitsgeschehens so weit aufgeklärt sei, dass damit über die konkurrierenden therapeutischen Ansätze entschieden werden könne.

Selbst die Psychosomatik lässt sich hier einordnen (vgl. 4.7). Es dürfte in der zweiten Hälfte des 20. Jahrhunderts kaum eine umfassendere Medizintheorie gegeben haben als die Psychosomatik von Thure von Uexküll (Uexküll/Wesiack 1988) bzw. das biopsychosoziale Modell von George L. Engel (1977). Auch wenn diese Theorien die Einengung der Medizin auf ausschließlich naturwissenschaftlich zu erklärende Kausalfaktoren kritisierten, sollten hier wie in der naturwissenschaftlichen Forschung komplexe Krankheitsprozesse auf regelmäßig wirkende Gesetze hin kausalanalytisch freigelegt werden, wobei Uexküll und Engel dabei gezielt auch psychophysiologische Wechselwirkungen und die individuelle psychosoziale Situation des Patienten berücksichtigten. Uexküll und Engel wähnten sich am Ziel einer echten Synthese von naturwissenschaftlicher Medizin und psychosozialer Anamnese unter dem Dach einer integrativen Theorie. Aber weder schwenkten die anderen klinischen Richtungen auf den integrativen Ansatz ein, noch führten die Fortschritte der Forschung zu einheitlichen Theorien, sondern zu immer weiteren vielversprechenden Erklärungen. Es gab gewissermaßen zu viele gute wissenschaftliche Erklärungen, die sich auf einander widerstreitende Leitkonzepte stützten. Diese Diskussionen wurden von der Einführung der EBM überrollt.

Wie konnte es dazu kommen, wenn doch die Orientierung an naturwissenschaftlicher Grundlagenforschung, pathophysiologischen Theorien und ärztlicher Autorität quer über die Disziplinen als der unbezweifelbare, feste Halt einer sich zur Wissenschaft entwickelnden Medizin galt? Der Streit zwischen Empirie und Theorie lässt sich durch die Medizingeschichte bis in antike Quellen zurückverfolgen. Auch im Zuge der Einführung der Krankenhausmedizin um 1800 und bei der Entstehung des statistischen Denkens hatte es umfassende Debatten zur Evaluation konkurrierender therapeutischer Strategien gegeben (Jorland et al. 2005). Die Verfechter der EBM haben auf Vorläufer ihrer Richtung im schottischen Empirismus aufmerksam gemacht und James Lind mit seinem Skorbut-Experiment zum Ahnherrn klinischer Studien gekürt. In einer solchen Perspektive der Longue durée erscheint die Einführung der EBM deshalb eher als Zuspitzung langfristiger Debatten und Entwicklungen (Tröhler 2005; Marks 1997). Im 20. Jahrhundert verstärkten sich Tendenzen der klinischen Medizin, über klinische Studien und quantifizierte Erfolgsraten eine eigene Form der Wissenschaftlichkeit zu etablieren, für die Paul Martini als früher Verfechter bereits genannt wurde. Stefan Timmermans und Marc Berg haben eine Analyse der Etablierung der EBM im Kontext der Rationalisierungs- und Standardisierungstendenzen des 20. Jahrhunderts vorgelegt, die von der EBM zugleich aufgegriffen, methodisch etabliert und beschleunigt wurden, so dass EBM in paradoxer Effektivität zugleich verspricht, der Medizin eine stabile Basis zu liefern, und den Transformationsprozess durch immer neue Aushandlungen über die Leitstandards beschleunigt (Timmermans/Berg 2003; Daly 2005; Armstrong 2007). Die Autoren haben dabei vor allem auch auf Reformbestrebungen im Gesundheitssystem aufmerksam gemacht, die neue Allianzen entstehen ließen. Ihre rasche Durchsetzung als neue Form klinischer Rationalität verdankt die EBM auch den Verwaltungsreformen und ökonomischen Modifikationen angesichts der sogenannten Kostenexplosion in westlichen Gesundheitssystemen. Sie hatten zur Folge, dass die Seite der Administration zum starken Akteur aufstieg und fortan de facto über die Anerkennung medizinischer Rationalität mitentscheidet.

5.3 Markiert die Einführung der EBM einen Paradigmenwechsel?

Jede Diagnose eines radikalen Bruchs ist umstritten. Aber EBM wurde von ihren Verfechtern explizit als ein »neues Paradigma« annonciert:

> »A NEW paradigm for medical practice is emerging. Evidence-based medicine de-emphasizes intuition, un-systematic clinical experience and pathophysiologic rationale as sufficient grounds for clinical decision making and stresses the examination of evidence from clinical research.« (EBM Working Group 1992: 2420)

Gegen eine althergebrachte Medizin mit ihrer Mischung aus Intuition, Erfahrung und pathophysiologischen Erklärungen sollte die systematische Recherche nach klinisch relevanten Forschungsergebnissen als »NEW paradigm« mit expliziter Bezugnahme auf Thomas Kuhn in Stellung gebracht werden. Damit stellt die Einführung der EBM den bemerkenswerten Fall einer wissenschaftsphilosophischen Intervention dar – und sei es auch nur aus Prestigegründen zur Dignitätssteigerung.

Im Unterschied zu Flecks Konzept einer sich im Prozess der sozialen Aushandlung permanent verschiebenden wissenschaftlichen Praxis hatte Kuhn ein Modell vorgeschlagen, in dem Phasen der normalwissenschaftlichen Tätigkeit entlang eines etablierten und statisch gedachten Paradigmas allmählich schlecht gelöste Probleme anwachsen lassen. Haben sich diese zu Krisen einer wissenschaftlichen Revolution zugespitzt, löst ein neues Paradigma das alte mitsamt dessen Problemen ab. Echte Paradigmenwechsel sollten sich nach Kuhn dadurch auszeichnen (und deshalb ein wissenschaftshistorisch seltenes Ereignis sein), dass die dabei widerstreitenden Paradigmen in theoretischer Hinsicht inkompatibel waren – wie das geo- und heliozentrische Weltbild. Kuhns Theorie der Paradigmenwechsel ist damit selbst Ausdruck einer auf Theorie fokussierenden historischen Wissenschaftsphilosophie, die aus den bereits mehrfach genannten Gründen auf Medizin mit ihrem Primat des Handelns ohnehin nur bedingt anwendbar ist. In diesem Kuhn'schen Sinne kann bei der Einführung der EBM sicher nicht von einem Paradigmenwechsel gesprochen werden, denn das die ärztliche Praxis anleitende theoretische Wissen in Form der biomedizinischen Erkenntnisse und der damit begründeten diagnostischen Tests und Therapiestrategien wurde davon kaum berührt.[57] Für den skeptischen Historiker ist EBM deshalb kaum mehr als eine Facette im Strom sich kontinuierlich verändernder medizinischer Rationalitäten, wenngleich eine besonders schillernde Modifikation.

Aber wenn man nicht auf die Theorie über die Natur des Krankheitsgeschehens abhebt, sondern auf die ärztliche Praxis, also ein Fleck'sches Wissenschaftsverständnis zugrunde legt, markiert die Einführung der EBM in der Tat eine radikale Wende, weil heute ärztliches Handeln nicht mehr über die Anwendung des richtigen Wissens zur Natur des erkrankten Körpers, sondern über die Erfolgsaussichten der möglichen therapeutischen Verfahrensweisen legitimiert wird. Diese Verschiebung zeigt sich beispielhaft an den inzwischen zahlreich etablierten Leitlinien zum richtigen diagnostischen und therapeutischen Vorgehen für die verschiedensten klinischen Routinesituationen. Die damit ausgelöste Standardisierung ärztlicher Praxis hat der EBM den Vorwurf einer Kochbuch-Medizin eingebracht, in der Ärztinnen und Ärzte nicht mehr aus einer kritischen Haltung zu ihrem eigenen Urteil kommen, sondern schlicht dem durch die EBM festgelegten Prozedere folgen wie zuvor der Chefarztmeinung (Bolt/Huisman 2018). Der Vorwurf unterstreicht nochmals die veränderte Situation: EBM ist nicht in dem Sinne eine neue

Form von Medizin, dass sie sich revolutionär neuen wissenschaftlichen Einsichten über das Krankheitsgeschehen verdankt, vielmehr begrenzt sie aus guten empirischen Gründen dezidiert die Reichweite solcher Erklärungen. EBM ist die Theorie einer empirischen Medizin, um mit enorm gewachsenen naturwissenschaftlichen Wissensbausteinen pragmatisch umzugehen. Damit wird EBM zum methodischen Ausdruck einer sich nun auch epistemologisch als Handlungswissenschaft begreifenden Medizin.

Aus der Perspektive der Wissenschaftsforschung ist dabei bemerkenswert, dass die Umstellung der Legitimation ärztlichen Handelns von Erklärung auf Evidenz medizinintern weitgehend als geradliniger Fortschrittsprozess aufgefasst wurde, obgleich damit von (natur-)wissenschaftlicher Theoriebildung zu Handlungswissenschaft gewechselt wurde. Zu Anfang und in einigen Spezialistenzirkeln mag EBM heftig diskutiert worden sein, aber nach kurzer Zeit war sie schlicht die richtige Richtung. In Fleck'scher Perspektive manifestiert sich hier die Befangenheit in der Standpunktgebundenheit jedweder wissenschaftlichen Richtung. In dieser Hinsicht teilt EBM mit anderen Formen medizinischer Rationalität eine wissenschaftsphilosophische Blindheit gegenüber der beschleunigten Transformation von Medizin und Klinik, die von der EBM methodisch noch forciert wird.

5.4 Neue Hierarchien und Systemlogiken

EBM ist die Chiffre einer geänderten wissenschaftlichen Praxis. Weil nicht die Theorie selbst geändert wurde, sondern deren methodische Funktion in der Praxis (ihre Herabstufung von legitimierender Erklärung zur Heuristik), musste dies Auswirkungen haben für die soziale Stellung der beteiligten Akteure. Tatsächlich hat die Einführung der EBM in die klassische Rangordnung der akademischen Medizin eingegriffen. Der wissenschaftliche Experte mit weltweiter Reputation auf seinem Spezialgebiet, wie er an der Spitze der medizinischen Hierarchie stand, hat Konkurrenz bekommen von Seiten der Biostatistik und Epidemiologie, die nun über die Effektivität der Forschungsvorhaben noch der renommiertesten Kollegen mitentscheiden und sich dabei allein der anonymen Macht objektiver Zahlen bedienen. Die Sozialmedizin ist zur Versorgungsforschung geworden, und die Allgemeinmedizin hat institutionelle Anerkennung als Facharztrichtung gefunden. An nahezu allen medizinischen Fakultäten sind inzwischen entsprechende Professuren und Abteilungen geschaffen worden.[58]

Aber die Verschiebung der Gewichte blieb nicht auf die Medizin und die Rangordnung ihrer Fachdisziplinen beschränkt. Denn EBM liefert auch Kostenträgern eine scheinbar unangreifbare Entscheidungs- und Legitimationslogik, weshalb aus ihrer Einführung neue Kräfteverhältnisse im Gesundheitssystem resultierten. War die EBM angetreten als Reformprogramm der Medizin aus der Klinik für die Klinik, das schon in der Ausbildung eine kritische Haltung vermitteln wollte und gerade jüngeren Ärztinnen und Ärzten mit Studiendaten die Möglichkeit zum Einspruch gegen fehlgeleitete Routinen und veraltete Anschauungen an die Hand gab, wurde eine viel weitergehende Nivellierung der einstmals quasi-militärischen Hierarchie im Krankenhaus durch die Unterordnung auch der Klinikleitung unter die Algorithmen der Abrechnungsinstanzen vollzogen. Für den deutschen Kontext ist hier an erster Stelle die Umstellung der Krankenhausfinanzierung von Tagessätzen auf Fallpauschalen zu nennen, bei dem die Bundesrepublik einem internationalen Trend folgte. Die zentrale Verrechnungseinheit im Krankenhaus ist jetzt nicht mehr die Zeit des aus ärztlicher Sicht erforderlichen Aufenthalts im Krankenhaus (die durchaus umstritten sein konnte und gegenüber Kostenträgern aufwändig zu rechtfertigen war), sondern ein standardisiertes Set an diagnostischen und therapeutischen Maßnahmen im Zusammenhang mit einer Diagnose. Die Einführung von Fallpauschalen hat zu einer Umorganisation des Krankenhausalltags im Sinne einer Prozessoptimierung geführt. In den vergangenen 25 Jahren reduzierte sich in Deutschland die im internationalen Vergleich hohe durchschnittliche Verweildauer im Krankenhaus beinahe um die Hälfte. Das ist nicht nur ökonomisch sinnvoll, sondern dank einer schnelleren Mobilisierung und Reintegration in den häuslichen Alltag oft auch mit einem medizinischen Nutzen verbunden, führt aber zu enormen Belastungssteigerungen für das Pflegepersonal und zu einer größeren Anonymität für die Patient:innen. Denn heute werden 34 Prozent mehr Fälle als vor 25 Jahren behandelt. Dafür wurden 50 Prozent mehr Ärzt:innen eingestellt, während die Zahl der Pflegekräfte gleich blieb.

Die Einführung von EBM und Fallpauschalen erlaubt erstmals ein systematisches Monitoring der klinischen Praxis für Buchhaltung, Evaluation und Controlling. Was per EBM als neues Studienergebnis in die Klinik eingeführt wird, setzt sich durch, wenn es den Fallpauschalen zugrunde gelegt wird, und führt so auf dem Weg über die Administration des Gesundheitswesens zur Normierung und Standardisierung der Medizin. Dieses kontinuierliche Monitoring über die Evaluation ärztlicher Maßnahmen kann zu vielen Zwecken benutzt werden und bildet den Kern des medizinischen Strukturwandels. EBM leitet heute nicht nur die klinische Praxis methodisch an, sondern steuert auch die Ressourcenverteilung im Gesundheitssystem und die Gesundheitspolitik westlicher Industriestaaten. In dieser Hinsicht muss bei der Durchsetzung der EBM eine frühe Phase, in deren Verlauf eine neue kritische Haltung auf der Mikroebene klinischen Handelns eingeführt wurde, von einer zweiten unterschieden werden, bei der auf der Makroebene im Gesundheitswesen neue Organisationslogiken etabliert wurden. Mit kritischem Innovationspotenzial als klinische Epidemiologie gestartet, hat EBM heute symbolische Autorität als »best practice« innerhalb der Gesundheitspolitik. Selbst darüber hinaus zählen evidenzbasierte Ansätze inzwischen zum selbstverständlichen Standard z.B. in der Wissenschaftssteuerung (Cartwright/Hardie 2012; Lambert et al. 2006). Ein Fortbildungsseminar in Wissenschaftsgeschichte und Wissenschaftsphilosophie der EBM wirbt inzwischen mit dem Slogan: »Why study the history and philosophy of Evidence-Based Health Care (EBHC)? – To become a better health care professional!« Auf dem Gebiet der Gesundheitspolitik manifestiert sich damit die neue Macht des Regulierungs- und Evaluationswissens. So einschlägig die Rationalität der Biomedizin in der Selbstwahrnehmung ihrer Akteure nach wie vor sein mag, lässt sich mittlerweile im System Gesundheitswesen ein unaufhaltsamer Aufstieg konkurrierender Akteure neben der Biomedizin verzeichnen. Krankenhausverwaltungen und Organisationen im Gesundheitswesen, die pharmazeutische Industrie, Krankenversicherungen, Juristen und Statistiker sind im Namen einer rein empirischen Evidenz an den naturwissenschaftlich legitimierten Wissensformen vorbei zu mächtigen Instanzen aufgestiegen. EBM ist Teil eines gesamtgesellschaftlichen Regimes von Evaluation, Statistik und messbaren Erfolgskriterien in Form einer exakt quantifizierten Objektivität.

Die politische Attraktivität von EBM basiert auf einem Versprechen von Transparenz und Objektivität, weil EBM die Legitimation medizinischer Maßnahmen und ihrer Kosten nicht mehr an eine gängige Theorie oder wissenschaftliche Meinung, sondern an die objektive Gültigkeit scheinbar unhinterfragbarer Zahlen knüpft. Damit bietet EBM nahezu ideale Optionen zur Rechtfertigung politischen Handelns in Zeiten postmoderner

Multiperspektivität. Gesundheitspolitiker vieler Staaten setzen auf EBM, um unpopuläre Maßnahmen angesichts des Kostendrucks im Gesundheitssystem umzusetzen. In der Bundesrepublik wurde 2004 zur evidenzbasierten Bewertung von diagnostischen und therapeutischen Maßnahmen das *Institut für Qualität und Wirtschaftlichkeit im Gesundheitswesen* (IQWIG) gegründet, mit dem die Pharmaindustrie zum Nachweis eines Zusatznutzens neuer Arzneimittel verpflichtet wurde und dessen Berichte wiederholt auf heftige Kritik vor allem von Seiten der Pharmaindustrie stießen. Zu Beginn des Jahres 2015 kam das *Institut für Qualitätssicherung und Transparenz im Gesundheitswesen* (IQTIG) hinzu, das die medizinische Versorgungsqualtität bewerten soll, um mit dem Zauberwort der Transparenz schwierige politische Entscheidungen zu legitimieren. Hier erscheint EBM als eine weitere Facette in einem umfassenderen Trend der Legitimation staatlichen Handelns durch Empirie und Evaluation im Dienste vorgegebener Nutzenkategorien – von der empirischen Bildungsforschung bis zum New Public Management. Für die geforderte Transparenz öffentlichen Handelns und zu seiner Rechtfertigung eignen sich statistische Analysen hervorragend, weil sie eine nüchterne Evaluation auf der Basis anonymer Zahlen zu gewährleisten scheinen. Bei der evidenzbasierten Gesundheitspolitik handelt es sich also um eine Form der Medizin, die mit einer neuen Regierungstechnik jenseits der bekannten Biopolitik verschränkt ist. Allein das erlaubt schon die Prognose, dass die EBM in der Medizin trotz aller Veränderungsdynamik vorerst dauerhaft verankert sein wird.

5.5 Probleme der Evidenz

In der philosophischen, vor allem der kontinentalen Tradition war »evidentia« das Wort für unmittelbare und unbezweifelbare Einsicht. Erst der englische Sprachgebrauch hat daraus die »evidence« empirisch gefundener Beweise gemacht. Hinter der minimalen Verschiebung zwischen evidence und Evidenz verbirgt sich also eine wichtige Differenz in der Wortbedeutung, denn evidence ist gerade nicht »evident«, wie es nur apriorisches Wissen sein kann, sondern empirisch, sachlich und objektiv der Kontingenz unterworfen. Der Wortgebrauch verspricht objektive Sachlichkeit, die im Namen der Fakten den Streit der Theorien hinter sich zu lassen behauptet. Aber schon der missionarische Eifer, mit dem EBM verkündet wurde, deutet an, dass hier mehr auf dem Spiel steht als die nüchterne Welt reiner Zahlen. Mit der EBM hat die Medizin ihren Glauben an laborwissenschaftliche Objektivität gegen einen Glauben an klinische Evidenz eingetauscht. Denn auch Objektivität hat wie alle Konzepte der Wissenschaften eine wechselvolle und normativ aufgeladene Geschichte durchlaufen (Daston/Galison 2007). Für die medizinphilosophische Reflexion ist entscheidend, wie das Konzept von Evidenz die Wirklichkeitskonstruktion modifiziert. Zahlen und Zählen gelten als besonders objektiv, aber das Problem beginnt hier bereits mit der dafür erforderlichen Festlegung geeigneter Kategorien, mit der die Dinge sortiert werden und dabei von der Sortierung nicht unbeeinflusst bleiben.

EBM importiert eine Logik der messenden klinischen Beobachtung und statistischen Datenanalyse in die medizinische Wissenschaft und Praxis. In ihrem Zentrum steht die randomisierte klinische Studie (randomized clinical trial / RCT) mit definierten Endpunkten und möglichst genau kalkulierten Fallzahlen. Daraus resultiert eine spezifische Zurichtung der Wirklichkeit für die

Durchführung eines RCTs bzw. für die Beschreibung der Wirklichkeit anhand der mit solchen Testverfahren gewonnenen Daten. Für einen RCT eignen sich fest umrissene Interventionen wie die Erprobung eines neuen Arzneimittels oder Medizinprodukts besonders gut. Außerdem stehen für die Prüfung pharmakologischer und technischer Interventionen in der Regel finanzstarke Firmen zur Verfügung, die aber ihrerseits auf einen vertretbaren Zeit- und Kostenaufwand drängen, weshalb die Beobachtungszeit knapp gewählt und die Endpunkte so definiert werden, dass auch bei überschaubarer Studiengröße mit signifikanten Effekten gerechnet werden kann. EBM formt die Wirklichkeit medizinischer Entscheidungsprobleme in Richtung auf Fragestellungen um, die sich durch ein geschicktes Studiendesign mit vertretbarem Aufwand klären lassen. Eine solche Zurichtung ist selbstverständlich keine Verfälschung, sondern Voraussetzung jedes wissenschaftlichen Handelns. Aber die Ergebnisse der durchgeführten Testverfahren haben nur für die konfigurierten Probleme Gültigkeit. Sie dürfen nicht mit der Wirklichkeit ärztlich-medizinischer Praxis gleichgesetzt werden, obwohl dies in Ermangelung anderer Evidenzen leicht geschieht. Aufgrund ihrer Funktionslogik generiert EBM zuverlässige Wirklichkeitsbeschreibungen zu spezialisierten Ausschnitten aus der Welt medizinischer Probleme.

Hier geht es nicht darum, einen Verschwörungszusammenhang zu identifizieren oder der pharmazeutischen Industrie schlechte Absichten zu unterstellen, denn das hieße die aus der Methode resultierenden sachlichen Probleme zu ignorieren. Es ist vielmehr die hohe Funktionalität des RCTs, die zu dessen Vormachtstellung als Lieferant zuverlässiger Evidenz geführt hat – und damit dazu, dass die medizinische Wirklichkeit zunehmend zu einer Welt RCT-formatierter Probleme wird. Bei klinischen Konstellationen wie erhöhten Blutfettwerten mögen beispielsweise geänderte Essgewohnheiten ebenso starke oder sogar stärkere Effekte als ein Arzneistoff haben, aber es liegt in der Natur der Sache, dass sich deren Effekte schwieriger abgrenzen lassen – weshalb die Empfehlungen für Blutfettwerte jeweils an die verfügbaren Pharmaka angepasst wurden (Greene 2007). Die Funktionslogik der EBM impliziert also einen subtilen Veränderungsdruck auf die Medizin in Richtung auf pharmakologische und instrumentelle Interventionen. Problematisch sind diese systemrationalen Effekte insbesondere in Ländern mit einem staatlichen Gesundheitssystem, wo Evaluation und Priorisierung in der Administration zusammenfallen. Als in Großbritannien 1998 das National Institute for Clinical Excellence (NICE) eingerichtet wurde, führten die stringent eingeführten Evaluationskriterien zu einem Streit um eine systematische Vernachlässigung der Rehabilitation und eine Benachteiligung von Minderheiten.

Ausgerechnet in den reichen westlichen Industriegesellschaften, in denen EBM als Goldstandard implementiert ist, entfällt das Gros medizinischer Leistungen jedoch auf die Behandlung älterer, multimorbider Patienten, die in klinischen Studien typischerweise unterrepräsentiert bleiben, und zwar aus starken wissenschaftlichen Gründen. In der gegenwärtigen Praxis legitimiert EBM also medizinische Entscheidungen anhand von Studienkollektiven, die sich von den tatsächlichen Patientengruppen oftmals unterscheiden, so dass für ihre Situation trotz EBM kaum Evidenz vorhanden ist. Zusätzlich benötigen diese Menschen oft mehrere Medikamente gleichzeitig und über längere Zeit. Die Kombination verschiedener therapeutischer Interventionen erhöht die erforderlichen Testkonstellationen exponenziell, wenn die EBM ihrem Anspruch gerecht werden wollte, nur nachgewiesene Wirksamkeit zu Therapieentscheidungen heranzuziehen. Allein schon die Testung aller möglichen Kombinationen bei den heute verfügbaren Medikamenten gegen Diabetes und Bluthochdruck würde Jahrzehnte dauern (nicht einmal die pharmakologischen Wechselwirkungen sind hinreichend erforscht). Und bei diesem Szenario bleibt die hohe Entwicklungsdynamik der Medizin, die jährlich viele neue Optionen auf den Markt bringt, noch völlig unberücksichtigt. Diese neuen Optionen werden ihrerseits nur partiell und gemäß den Legitimationsvorschriften für die Zulassung als Arzneimittel oder Medizinprodukt evaluiert. Der medizinisch-technische Fortschritt verschärft das Problem zusätzlich dadurch, dass Menschen heute auch mit chronischen Erkrankungen und gravierenden Gesundheitseinschränkungen weiterleben. Diese Konstellationen können aus systematischen Gründen von der EBM nur unzureichend abgebildet werden. Sie könnten also zum Lackmus-Test werden, aber vorerst ist nicht abzusehen, dass sie ihre Leitfunktion verliert.

Immerhin hat sie inzwischen mit differenzierter Selbstkritik auf eine Reihe der (hier nur angerissenen) Probleme geantwortet. Eine *Evidence Based Medicine Renaissance Group* rief im Sommer 2014 zu einem kritischen Neuanfang auf und hinterfragte u.a. die für die EBM typische Pyramide der Evidenz von pathophysiologischen Mechanismen auf der untersten Stufe, noch unterhalb einfacher Anwendungsbeobachtungen, über systematische Beobachtungen bis zu RCTs an der Spitze.[59] Zwar gelten RCTs weiterhin als Goldstandard zur Prüfung neuer Pharmaka oder Medizinprodukte, denn nur sie erlauben den sicheren Ausschluss systematischer Beobachtungsverzerrungen, wie sie aus der Geschichte klinischer Prüfungen vielfach belegt sind. Aber zur Evaluation der klinischen Praxis und für viele medizinisch wie gesundheitspolitisch wichtige Fragen eignen sich systematische Beobachtungen und andere Studiendesigns besser. Auch Wissenschaftsphilosophinnen und Wissenschaftstheoretiker haben sich inzwischen intensiv mit der EBM beschäftigt und die Unterschiede zwischen Wirksamkeitsprüfungen mittels eines RCTs und Laborexperimenten zur kausalen Prüfung von Hypothesen herausgearbeitet. Denn anders als bei physikalischen Experimenten zur Einsicht in Fundamentalprozesse erlaubt der empirische Nachweis von Korrelationen keine kausalen Erklärungen und schon gar nicht eine Aussage über den Effekt einer Therapie im Einzelfall.[60] Hier überschneidet sich die EBM-interne Diskussion mit wissenschaftsphilosophischen Analysen, und EBM wird damit zum rezenten Beispiel einer produktiven Interaktion zwischen Medizin und Philosophie (Stegenga 2018).

Gleichwohl muss auch hier die medizinphilosophische Reflexion über eine Analyse der Methodik hinausgehen und die Grundannahmen im Evidenz-Konzept hinterfragen. Dabei entpuppt sich schon das ostentativ als objektiv herausgestellte Verständnis von »Empirie« als problematisch. Wenn EBM auf dem Versprechen einer reinen und objektiven Empirie basiert, für die als beste Methode der Wirklichkeitsbeschreibung der RCT dient, wird die Welt medizinisch relevanten Wissens zur Summe der Informationen aus RCTs. Auf die Effekte des Wirklichkeitszuschnitts wurde oben schon eingegangen, aber ebenso wichtig sind die Implikationen der Synthese der verschiedenen RCTs zur höchsten Form der Evidenz, den Metaanalysen. Im Rahmen der Etablierung und Ausbreitung der EBM entstanden internationale, freiwillige Zirkel wie die Cochrane Collaboration zur vergleichenden Auswertung publizierter Studien. Dabei stieß man schnell auf den sogenannten *publication bias*, dass positive Effekte in der Forschungsliteratur häufiger vorkommen, weil ein gescheiterter Versuch schlechtere Publikationschancen hat. Aber solche Informationen sind oft von besonderer klinischer Relevanz, und entsprechend wurden inzwischen Register eingeführt, in denen neue klinische Studien bereits vor Beginn angemeldet werden müssen, um auch negative Ergebnisse verfügbar zu machen. Außerdem müssen die Beobachtungsparameter und Endpunkte sorgfältig geprüft werden, die im Studiendesign gewählt werden, um vermutete Effekte wahrscheinlich zu machen. Die dabei zu treffenden Entscheidungen stellen per se keine Verfälschung dar, denn es handelt sich schlicht um einen Aspekt der Logik dieser Effektprüfung. Aber im Zusammenhang mit den ökonomischen Interessen der beteiligten Pharmafirmen entstehen daraus schnell höchst problematische Informationen, wenn geringe Effekte allein im Hinblick auf Vermarktungschancen interpretiert werden oder Krankheitsbilder gezielt auf das Vermarktungspotenzial von Pharmaka zugeschnitten werden.[61]

Die Wissenschaftspraxis des Studienvergleichs ist auch in epistemologischer und ontologischer Hinsicht bemerkenswert: EBM stellt eine objektivierende Beobachtung der Empirie ins Zentrum ihrer Handlungslogik und Legimitation. Aber die Zusammenstellung verschiedener RCTs zu systematischen Reviews und Metaanalysen – wofür die Cochrane Collaboration selbstverständlich einen verbindlichen Kanon an vermeintlich universalen Beurteilungskriterien ausgearbeitet hat – führt notwendigerweise zur Wiedereinführung von Interpretation und Expertenwissen. Denn mindestens bei der Anwendung dieser Regeln auf die einzelnen Studien zu ihrer vergleichenden Bewertung muss immer wieder auf Interpretation, Erfahrung und Einschätzung rekurriert werden, um festzustellen, wie die Kriterien verschiedener Studien zueinander passen, voneinander abweichen, in ihren Ergebnissen belastbar oder vielmehr widersprüchlich sind. Das ist wissenschaftlich unabdingbar und wissenschaftsphilosophisch legitim, widerspricht aber der Rhetorik der EBM als objektiver Empirie (Solomon 2015). Bei der EBM tritt an die Stelle der klinischen Erfahrung die anonyme Macht der reinen Zahlen, aber ihre Leitlinien verdanken sich letztlich der Macht einer neuen Gruppe von EBM-Spezialisten und deren interpretierenden Beurteilungen.[62] Die Kluft zwischen der Wirklichkeit und ihrer wissenschaftlichen Beschreibung ist nicht ohne Interpretation zu überbrücken. Das zeigt sich eindrucksvoll an Unterschieden in den Handlungsempfehlungen nationaler Leitlinien, die den regionalen Wahrnehmungsgepflogenheiten in einer Weise folgen, dass sie kaum durch biologische Unterschiede erklärbar sind. »Science follows practice and culture« gilt auch für die EBM: Weil in Holland eine Geburt normalerweise nicht als riskant gilt, findet sich dort die nötige Evidenz für entsprechende Guidelines, die von denen in USA und Deutschland abweichen, wo Geburten als gefährlich und deshalb als technischer Kontrolle bedürftig eingeschätzt werden.[63]

Nun kann man eine Varianz bei der Beurteilung von Hausgeburten noch als kulturelle Anpassungsfähigkeit der EBM veranschlagen. Problematischer in medizinischer und wissenschaftlicher Hinsicht sind die ontologischen Hintergrundannahmen der EBM, wie sie insbesondere an den Metaanalysen zutage treten: Metaanalysen verdichten die Beobachtungen verschiedener Studien mit weitgehend gleichen Interventionen zu einheitlichen Ergebnissen und müssen dazu nicht nur epistemologisch stabile Krankheitseinheiten unterstellen, sondern auch ein hinreichend homogenes Feld der untersuchten biologischen Phänomene. Verfechter von Metaanalysen wollen der Heterogenität publizierter Studienergebnisse durch eine möglichst differenzierte Kodierung der Studien Rechnung tragen und die biologische Vielfalt durch entsprechend große Stichproben methodisch kontrollieren. Aber wenn Metaanalysen angesichts widersprüchlicher Effekte in einem komplexen Feld statt zu klarer Evidenz zu Interpretationsproblemen führen, verweist das nicht nur auf die grundsätzliche Interpretationsbedürftigkeit von Daten, sondern auf problematische ontologische Voraussetzungen. Die widersprüchlichen Effekte der verschiedenen Studien spiegeln nicht nur leicht variierte Studienbedingungen und Beobachtungsregime, sondern auch die biologische Vielfalt der verglichenen Organismen, wie sie im Programm der personalisierten Medizin gerade zum Gegenstand der Forschung wird. Unter der Annahme gleichartiger Reaktionen sind Metaanalysen ein geeignetes Mittel der Verdichtung von Daten, ansonsten verdecken sie die Wirklichkeit biologischer Vielfalt mit dem einheitlichen Beurteilungsmaßstab der Methode.

Mit der EBM sind an die Stelle der Laborwelten die Studienwirklichkeiten getreten, aber diese können weder die sich stetig wandelnde Wirklichkeit der ärztlichen Praxis abbilden noch die im Forschungsprozess erschlossene biologische Komplexität. Hatte die wissenschaftliche Medizin auf die Zukunft einer perfekten Biowissenschaft zur Legitimation ihrer Praxis gesetzt, ist mit der EBM das Phantasma einer stabilen Objektivität getreten, die mittels immer präziserer Studien perfekt vermessen werden soll und dazu dank Statistik keine Theorie mehr benötigt. Aber eine sich durch technisch-wissenschaftliche Innovationen rasch verändernde Medizin wird sich nie endgültig evaluieren lassen.

5.6 Ent-Täuschung als medizinisch-anthropologische Herausforderung

Statistik liefert zwar bessere Kollektivdaten, aber selbst die beste Statistik erlaubt keine sichere Aussage, ob ein Medikament auch im konkreten Fall hilft. Dieses Problem schafft eine historisch neue Situation für die Arzt-Patient-Beziehung, auch wenn das Subsumptionsproblem der Zuordnung eines einzelnen Falls zur Klassifikation der Krankheitsbilder selbstverständlich viel weiter und bis in die verschiedensten Medizinkulturen zurückreicht. Vorangegangene Konzepte der Medizin lassen sich deshalb immer auch als Strategien im Umgang mit diesem Problem beschreiben: Die geschlossenen Leitvorstellungen traditioneller Medizinformen, die Sicherheit aufgrund angesammelter ärztlicher Erfahrung, die Theorien der laborwissenschaftlichen Forschung, die Interpretation biographischer Konflikte als krankheitsauslösende Faktoren, die Einpassung einer Patientin in ein Gefüge wirkender Umstände – alle diese Strategien hatten gemeinsam, dass sie den Ärztinnen und Ärzten ein Mandat zur deutenden Interaktion mit ihren Patienten gaben. In der antiken Medizin mag das auf Basis einer heute nicht mehr nachvollziehbaren Organismusvorstellung geschehen sein, bei den verschiedenen Richtungen von Alternativmedizin setzt es zumeist eine Einwilligung in spezielle weltanschauliche Vorstellungen voraus, für die Biomedizin entpuppte sich das Labor als Phantasma einer perfekt kontrollierbaren Parallelwirklichkeit, dessen Schlussfolgerungen nur bedingt auf die Lebenswelten realer Patienten übertragbar waren. Aber auf je ihre Weise haben diese Formen von Medizin funktioniert, auch wenn sie aus heutiger Sicht auf unzureichenden Wirklichkeitsannahmen aufbauten.

Damit hat die EBM aufgeräumt. Sie hat die medizinische Versorgung gemäß ihren eigenen objektiven Maßstäben verbessert und obendrein begreift sich diese Medizin in angemessener Weise als Handlungswissenschaft. Aber das zentrale Problem für die Arzt-Patient-Beziehung, die Anerkennung der individuellen Situation, bleibt auch in der EBM bestehen. Es wird sogar noch verschärft, weil sie an die Stelle der individuellen Deutung oder wissenschaftlichen Erklärung die Konfrontation mit dem gesicherten Wissen über die Unsicherheit der Wirkung setzt. Mit dieser Grundhaltung nimmt die EBM eine klassische aufklärerische Haltung ein: die Besinnung auf die Grenzen sicheren Wissens und menschlicher Handlungsfähigkeit. »Ich weiß, dass ich nichts weiß«, hatte Sokrates gerufen und damit das Programm einer kritischen Philosophie als Humanwissenschaft begründet, in dessen

Folge noch Sigmund Freud von den großen Erfolgen der Wissenschaft als buchstäblichen Ent-Täuschungen gesprochen hatte, die deshalb als anthropologische Kränkungen zu den Herausforderungen der modernen Zivilisation zählen. Die heutige Medizin ist ent-täuschend in der Ambivalenz dieses doppeldeutigen Worts. Zwar beseitigt sie dank selbstkritischer Forschung Täuschungen und falsche Vorstellungen im Sinne des alten Aufklärungsideals, aber mit dem auf diese Weise geprüften Wissen, mit ihrem Fokus auf kritisch evaluierte Therapieverfahren enttäuscht die Medizin aus systematischen Gründen. Denn sie setzt die Einsicht, dass medizinisches Handeln immer pragmatisch vorgehen muss, methodisch stringent um. Sie muss dies nicht etwa, weil das wissenschaftliche Wissen noch unzureichend ist oder aus Zeitmangel nicht aufgefunden werden kann. Aus Sicht der EBM handelt es sich nicht um ein Noch-nicht-Wissen, sondern um die Einsicht in eine prinzipielle Unvorhersehbarkeit, die Ergebnis des Erkenntnisfortschritts ist.

Aus Patientenperspektive und sicher auch im medizinischen Alltag ist dabei ein paradoxer Effekt der EBM besonders problematisch: Obwohl EBM die einzelnen Patienten ins Zentrum stellt, für die jeweils die beste Evidenz gefunden werden soll, wird dadurch der Trend forciert, Patienten zu »Fällen von X«, d.h. zu reinen Informationslieferanten für objektive Problemkonstellationen zu machen. Die individuellen Perspektiven der Patienten mitsamt ihren Befürchtungen, Hoffnungen oder Erwartungen kommen nicht vor, denn diese Aspekte gehören nicht zur Problemdefinition. EBM konfrontiert Patienten nicht nur mit dem Unwissen über den Erfolg der geplanten medizinischen Maßnahmen, sie verknüpft damit eine Reduktion der Patienten auf Fälle von Parameter-Konstellationen, für die eine passende Schublade gefunden werden muss. Dabei werden sie nicht entmündigt, vielmehr sollen sie informiert mitentscheiden über Lösungsansätze zu einer Problemdefinition, die von medizinischen Experten auf Grundlage objektiver Parameter fixiert wurde.

Dieser ambivalente und paradoxe Effekt der EBM wird durch weitere, eigentlich zur Verbesserung der Arzt-Patient-Beziehung in modernen demokratischen Gesellschaften ergriffene Strategien noch zusätzlich vergrößert, wenn z.B. die medizinische Aufklärung im Sinne des Informed Consent zu einer systematischen Verunsicherung der Patienten durch die Mitteilung der mit jedem Eingriff verbundenen Risiken führt oder die Prüfung therapeutischer Verfahren auf Effektivität ein eben noch gepriesenes Medikament plötzlich als nutzlos oder schädlich überführt. In vielen Situationen mag das eine klare Orientierung geben bzw. im Grenzfall auch eine Grundlage, um einen ärztlichen Kunstfehler einzuklagen. Aber aus der Konfrontation mit schwierig zu handhabenden probabilistischen Vorhersagen über die Effektivität möglicher therapeutischer Interventionen resultiert typischerweise eine Situation der Verunsicherung und Verstimmung, wenn Patienten erleben, dass ihrer Sicht der Dinge kaum Relevanz zugemessen wird, die Medizin aber trotz aller Forschung nicht einmal zu sagen vermag, ob ihr fachspezifisches Können auch im vorliegenden Fall helfen wird.

Solche Kritik wird von ihren Verteidigern zumeist als falsches Verständnis der EBM abgewiesen oder mit dem Hinweis auf die grundsätzlichen Grenzen jeder wissenschaftlichen Medizin abgetan. Tatsächlich ist das Subsumptionsproblem nicht spezifisch für die EBM, sondern betrifft genauso die Biomedizin oder die Psychosomatik. Auch so aufwändige Theorien wie die von Uexküll und Engel müssen sich die Kritik gefallen lassen, dass sie auf eine Einordnung subjektiver Wahrnehmungen und psychosozialer Faktoren in die biologisch-medizinische Wirklichkeit zielen und damit die Erfahrungswirklichkeit letztlich einer biomedizinischen Wirklichkeitsbeschreibung unterordnen. Im Unterschied dazu hat die EBM inzwischen auf den Vorwurf einer mangelhaften Berücksichtigung von Patientenwünschen gemäß ihrer Funktionslogik reagiert und das Cochrane Consumer Network eingeführt, um *Konsumentenwünsche* in die Evaluation konkurrierender medizinischer Optionen einzuflechten. Patienten, Patientenverbände und Laien sind eingeladen, sich an der Erstellung der systematischen Reviews und Leitlinien mit Kommentaren zu beteiligen.

Damit liefert die EBM ein typisches Beispiel für systemlogische Ausdifferenzierungsprozesse, wie sie nicht zuletzt auch von der Wissenschaftstheorie und Medizinethik befördert werden, wenn diese ihre Fachexpertise in der Medizin in Anschlag bringen. Die Funktionslogik selbst bleibt dabei unangetastet. Die methodische Wende von einer ätiologisch-pathogenetisch argumentierenden zu einer pragmatischen, allein am Therapieerfolg evaluierten Vorgehensweise wird nicht zum Gegenstand der Diskussion. EBM setzt weiterhin auf Wirksamkeit und Sicherheit statt auf biologische oder individuelle Erklärungen. Das ist nicht nur aus Sicht der heutigen Medizin zwingend, denn jegliche Alternative implizierte eine Ignoranz gegenüber dem Stand des Wissens. Auch in gesundheitspolitischer Hinsicht ist dieser Ansatz in einer an Evaluation orientierten Gesellschaft ohne Alternative, weil Transparenz und Qualitätssicherung – die Rest-Ideale postmoderner Gesellschaften nach dem Ende der Aufklärung – den methodischen Kern der EBM bilden. Außerdem sind biowissenschaftliche Forschungen kostenintensiv und neue Arzneimittel teuer. Obendrein bringen sie oft nur einen geringfügigen Vorteil gegenüber etablierten Therapien. Deshalb muss sorgfältig abgewogen werden, welche medizinischen Interventionen solidarisch vom Gesundheitssystem zu finanzieren sind. Dafür stellt EBM plausible Instrumente bereit.

Bis auf Weiteres scheint es also keine Alternative zur EBM zu geben. Allerdings kann Medizinphilosophie hinterfragen, ob die EBM einlöst, was sie verspricht, nämlich die ärztliche Praxis solide zu fundieren. Denn mit dem Wechsel von einer Begründung der Wirkungsweise zur Statistik der nachgewiesenen Wirkung löst EBM zwar das Problem der Legitimation von Entscheidungen über Therapieoptionen, aber darin erschöpft sich die ärztliche Aufgabe nicht. Wenn die Diagnose zutrifft, dass EBM eine logische und rationale Antwort auf die durch die wissenschaftliche Forschung vorangetriebene Ent-Täuschung über wissenschaftliche Versprechen darstellt, liegt der Ruf nach einer Rückkehr zur vermeintlichen Sicherheit und Geborgenheit verlorener Systeme nahe. Solche Tendenzen lassen sich insbesondere auf dem Gesundheitsmarkt immer wieder beobachten. Ihren zeitlosen Ausdruck finden sie in der Suche nach der Ganzheitlichkeit. Aber eine Kritik der EBM im Sinne der Aufklärung über ihre eigenen Grenzen führt noch auf eine andere Spur. Gegen das Grundprinzip der EBM wird sich schwer etwas einwenden lassen; wie ließe sich ein Verzicht auf verfügbare Informationen rechtfertigen? Die in den vorangegangenen Abschnitten entfalteten Probleme stellen deshalb auch nicht das Grundprinzip infrage, sondern die aus ihrer flächendeckenden Durchsetzung resultierenden überzogenen Geltungsansprüche. Denn bei näherer Betrachtung wird man konstatieren, dass die EBM zwar auf die Entzauberung des Traums perfekter wissenschaftlicher Welterklärung reagiert, aber dabei am Glauben an eine universale Objektivität festhält. Wenn EBM über die Grenzen medizinischen Wissens aufklären will, gilt dies zuvörderst für ihre eigene Methode. Geschickte Pragmatik ist der beste Umgang mit Nichtwissen, aber der Automatismus der Leitlinien verschleiert die Kluft zwischen dem durch Studien gesicherten Wissen und der Herausforderung der individuellen Situation. Der Imperativ der EBM, für jeden Fall die beste verfügbare Evidenz aufzusuchen, muss ergänzt werden durch eine neue Kunst der Beobachtung des Krankheitsverlaufs und eine Entfaltung der ärztlichen Handlungslogik zu einem Prozess der Begleitung von Patienten in ihrem Kranksein.

Die Zuordnung verfügbarer Evidenz zur gesammelten Information über einen Patienten löst das Legitimationsproblem ärztlichen Handelns, aber nicht die ärztliche Aufgabe. Vielmehr beginnt diese erst mit der Krankenbeobachtung, der Untersuchung und den diagnostischen Überlegungen. Sie kann gelegentlich kurz sein, aber weder die Analyse einer Blutprobe noch der Blick durchs Mikroskop oder die Intervention auf dem OP-Tisch sind – entgegen ihrer gegenwärtigen Dominanz in der Konzeptualisierung medizinischer Praxis – paradigmatische Konstellationen für ärztliches Handeln. In der hocheffizienten modernen Medizin sind Diagnosestellung und Intervention typischerweise schnell bewältigbare, gut lösbare Probleme. Die für die heutige ärztliche Tätigkeit paradigmatische Situation hingegen ist die zumeist punktuelle, aber wiederholte Begleitung eines von bekannten Krankheitsbildern eingeschränkten Lebensvollzugs, bei dem Ärztinnen und Ärzte von den Betroffenen zur professionellen Beratung, gezielten Beeinflussung und empathischen Begleitung aufgesucht werden. In diesem Prozess stehen selten Diagnosen zur Debatte, vielmehr müssen kontinuierlich die Behandlungsziele neu justiert und an die aktuelle Lebenssituation angepasst werden, damit die Patienten ihre lebendige Selbstbestimmung möglichst gut aufrechterhalten.[64] Für diese paradigmatische Situation kann EBM, wie hier dargelegt, nur Orientierungspunkte, aber keine Patentlösungen bereitstellen. Vielmehr öffnet die Einsicht in die rationale Begrenztheit des Wissens der EBM Raum zur individuellen Ausgestaltung der therapeutischen Begleitung dieser Patienten.

Wenn die EBM der ärztlichen Aufgabe in diesem umfassenden Sinne gerecht werden und nicht nur Einzelmaßnahmen legitimieren soll, muss ihre Handlungslogik um die Dimension der Zeit erweitert werden. Bereits bei der epistemologischen Analyse war die Zeitvergessenheit der EBM als Vernachlässigung der Entwicklungsdynamik der Medizin hervorgetreten. Für das individuelle ärztliche Handeln noch entscheidender ist die Zeitvergessenheit der EBM in ihrer Reduktion der medizinischen Aufgabe auf die Therapieentscheidung. Als pragmatische Methode der medizinischen Problemlösung abstrahiert sie von der subjektiven Erfahrungswelt der Patienten, genau darin liegt ihr rationaler Gewinn. Menschliches Handeln und menschliches Kranksein vollziehen sich aber in der Zeit. Die EBM muss deshalb zu einer umfassenden Handlungswissenschaft erweitert werden, die die ärztliche Tätigkeit als Prozess begreift, in den die einzelnen Entscheidungen über medizinische Interventionen und die Erfahrungen der Patienten hineinwirken, so dass aus dem Fall eine Geschichte wird.

Ethnographische Beobachtungen zur Praxis der EBM machen darauf aufmerksam, dass Ärztinnen und Ärzte intuitiv durchaus ähnlich verfahren und damit die Zumutungen der EBM für sich und ihre Patienten abfedern. Geschult in EBM, beraten sie über Therapien gemäß den Leitlinien und legitimieren die Entscheidungen gegenüber ihren Patienten anhand verfügbarer Evidenzen. Aber für die Fallgeschichten, die aus solchen Prozessen resultieren, benutzen sie zumeist ein Register, das sich aus kausalen Erklärungen, ärztlicher Erfahrung und individuellen Patientenwünschen zusammensetzt (Tanenbaum 1994; Charon 2008). Ärztinnen und Ärzte stricken zusammen mit den Patienten an der Krankengeschichte, zu der wesentlich auch Differenzen zu biomedizinischen Wirklichkeitsbeschreibungen und Abweichungen von probabilistischen Erwartungswerten gehören (Upshur

2005). EBM geht deshalb nicht weit genug. Solange sie ihre Methodik als wissenschaftlich perfekte Lösung des medizinischen Problems begreift, sitzt sie damit noch einem naiven Wirklichkeitsverständnis auf, dessen begrenzte Reichweite sie als Kritik an der laborwissenschaftlichen Biomedizin zugleich zu implementieren sucht. Sie muss kluge Regeln für den Umgang mit ihrem eigenen begrenzten Wissen entwickeln, um Raum für die Ausnahmen zu schaffen, aus denen menschliches Leben gerade im Kranksein besteht.

5.7 Von der personalisierten zur individualisierten Medizin

Die Durchsetzung der EBM in der Medizin verlief in etwa parallel zum größten biowissenschaftlichen Forschungsprojekt des 20. Jahrhunderts, der Entschlüsselung des menschlichen Genoms. Damit erneuerte die biowissenschaftliche Forschung noch einmal das diametral entgegengesetzte Versprechen zur EBM, nämlich die Überbrückung der Lücke zwischen objektiver Krankheit und individuellem Fall durch naturwissenschaftliche Forschung, hier in Form genetischer Diagnostik. Lange Zeit hatten selbst Molekularbiologen das Projekt wegen seines enormen Aufwands für unrealistisch und wegen der Gefahr einer Konzentration knapper Forschungsressourcen auf nur ein Thema für schädlich gehalten. Aber dann trieb dieses Vorhaben eine Geräteentwicklung voran, die ihrerseits für unmöglich gehalten worden war. Beides beschleunigte sich gegenseitig, so dass das Projekt früher als erhofft abgeschlossen und zugleich neuartige, vielseitig einsetzbare Forschungstechnologien bereitgestellt wurden.

Das Humane Genomprojekt (HGP) inspirierte die Vision einer personalisierten bzw. Präzisionsmedizin, die für jeden einzelnen Patienten eine spezifische Diagnostik vornimmt und damit auch eine individualisierte Therapie in Aussicht stellt. Sein Erfolg hat zu großartigen Hoffnungen nicht nur bei der Früherkennung, sondern auch bei der Behandlung, vielleicht sogar auf vorbeugende Therapien genetischer Krankheiten verleitet. Aber die Vision einer im Einzelfall präzise therapierenden Medizin hat sich als leeres Versprechen herausgestellt. Daraus darf keineswegs auf ein Scheitern des Projekts geschlossen werden. Das Forschungsunternehmen war vielmehr so erfolgreich, dass es den Erwartungsrahmen gesprengt hat. Das HGP markiert ohne Zweifel eine Zäsur in der Geschichte der Biologie und einen enormen Erkenntnisfortschritt für die Medizin. Der wichtigste Ertrag des Projekts in epistemologischer Hinsicht ist keine Revolution der Medizin in Richtung Personalisierung, sondern die Ablösung der Genetik durch die Epigenetik, also wiederum die wissenschaftliche Einsicht in die Komplexität des organismischen Regulationsgeschehens in Auseinandersetzung mit der Umwelt. Hatte am Beginn des Projekts die Vision einer endgültigen genetischen Aufklärung über die Natur des Menschen gestanden, wird heute sogar wieder die Vererbung erworbener Eigenschaften diskutiert, die für ein Jahrhundert als biologischer Irrglaube ausgeschlossen war.

Der für die Medizin wichtigste Ertrag des HGP war ohne Zweifel die Revolutionierung der genetischen Diagnostik. Ganzgenomsequenzierungen werden zum medizinischen Alltag gehören und etwa zum Screening auf genetische Erkrankungen bei Frühgeborenen eingesetzt werden können. Die Erfolge der molekularbiologischen Forschung haben in den vergangenen Jahrzehnten auch dazu geführt, viele Krankheiten, die bis vor Kurzem noch als funktionelle Störungen (Bluthochdruck, Morbus Crohn) oder spontane Erscheinungen (verschiedene Krebsformen) galten, als genetisch mitverursachte Krankheiten zu begreifen. Dadurch hat sich eine Zeit lang der Eindruck verfestigt, die Molekulargenetik würde diese Krankheiten bald vollständig aufklären und die genetische Abweichung wäre ein eindeutiger Defekt, der solche Krankheiten wie ein Computerprogramm determiniert. In den meisten Fällen haben diese Forschungen allerdings keine eindeutigen kausalen Analysen im Sinne mechanistischer Erklärungen geliefert, sondern vielmehr eine Assoziation verschiedener Mutationen mit einer erhöhten Erkrankungswahrscheinlichkeit gezeigt. Die Forschung hat neue Welten der komplexen Regulation genetischer Zwischenprodukte erschlossen und dazu beigetragen, die klassische Vorstellung eines genetischen Determinismus zu überwinden. Dennoch haben die zahlreichen Entdeckungen genetischer Faktoren in der Öffentlichkeit den Eindruck entstehen lassen, diese Forschungen würden Gesetze der Krankheitsentstehung freilegen. Dabei hat sie im Gegenteil gezeigt, dass erst epigenetische Veränderungen im Laufe des Lebens über das Auftreten einer Krankheit entscheiden.

Der epistemologische Erfolg des HGP besteht also vor allem darin, eindimensionale Konzepte genetischer Erkrankungen zu relativieren, weil sie der Komplexität organischer Prozesse nicht gerecht werden. Auch wenn populäre Medien weiterhin über »Krebs-« oder »Herzinfarkt-Gene« berichten, werden die weiteren Fortschritte dieser Forschungen dieses falsche Bild rasch korrigieren. Bis dahin wird insbesondere die Anwendung genetischer Diagnostik zu prädiktiven Zwecken eine problematische Situation darstellen, wie bereits in einem vorangehenden Kapitel (vgl. 3.8) diskutiert. Zwar argumentiert die Medizin zu Recht damit, dass etwa im Falle einer familiären Häufung einer Krankheit der Ausschluss einer genetischen Belastung Beruhigung ausstrahlt. Aber weder die Medizin noch die Ethik oder die Gesellschaft haben bislang geeignete Strategien entwickelt, wie mit »positiven« Befunden umzugehen ist, die Anlass zur Beunruhigung bieten, aber nicht in den Bereich genetischer Determinismen fallen.

Die genetische Krankheitsdiagnostik löst das Versprechen auf eine personalisierte Medizin nicht ein. Aber sie klärt eindrücklich über ein Merkmal moderner Forschung auf: Ihre Ergebnisse sind Erkenntnisfortschritte, die wesentlich in einem Verschieben der Grenzen des Wissens bestehen – in einer Weise, dass dadurch paradoxerweise zugleich der Bereich des Nicht-Wissens größer statt kleiner wird. Entgegen der intuitiv plausiblen Vermutung, dass Forschung durch das Lösen von Forschungsfragen allmählich einer vollständigen Erschließung der Wirklichkeit näherkommt, veranschaulicht die aktuelle biomedizinische Forschung, wie Erkenntnisfortschritte vor allem neue Fragen aufwerfen.

Das HGP und der damit ausgelöste Übergang von der Genetik zur Epigenetik zeigen diesen Prozess exemplarisch: Zunächst galt das Genom als der Heilige Gral der Genetik, nämlich als Schlüssel des Lebens. Aber als im Zuge der Entschlüsselung bald klar wurde, dass viele Sequenzen im Erbgut gar keine Proteine kodieren und auch nicht alle kodierenden Sequenzen abgelesen werden, trat neben das Genom eine bis heute wachsende Zahl weiterer »-ome«. Da war zunächst das Transkriptom der exprimierten Gene, also der abgelesenen Informationen, dann das Proteom der synthetisierten Proteine – und von dort verselbständigten sich die Forschungsobjekte und Wortbildungen vom ursprünglichen Genom. Das Metabolom bezeichnet die Gesamtheit der Stoffwechselprodukte in einem Körper, das Mikrobiom die Summe der den Menschen besiedelnden Bakterien, das Exposom die Gesamtheit der auf einen Organismus einwirkenden epigenetischen Faktoren. Die Reihe ließe sich weiter fortsetzen, und die Forschung arbeitet daran. Die Beispiele belegen, dass es sich dabei um einen vielschichtigen Prozess handelt, bei dem sich mindestens Ausdifferenzierungen und Verzweigungen unterscheiden lassen. Aber hier wird nicht nur der Organismus immer genauer beschrieben, im Zuge seiner Erforschung verschwimmen dessen scheinbar gegebenen, natürlichen Grenzen, weil die Oberflächen sich bei genauerer Betrachtung als porös herausstellen und symbiotische Austauschprozesse in den Stoffwechsel des Einzelorganismus eingreifen. Hinzu kommen Verzweigungen auf der Ebene der Beschreibungssprache. Das »Exposom« verweist mit seiner metaphorischen Wortbildung auf die inzwischen eingetretene Geläufigkeit und Verselbständigung der Om-Wortfamilie, die Neurowissenschaften haben in einem metaphorischen Transfer das »Connectome« geprägt, die Summe der neuronalen Kontakte einer Nervenzelle.

Spätestens hier löst sich die Erwartung, im Zuge weiterer genetischer und molekularbiologischer Forschungen würde das Versprechen einer personalisierten Medizin auf der nächsten oder übernächsten Ebene der Ausdifferenzierung des Gegenstandsbereichs erreicht, im Dickicht der erschlossenen Gegenstandsebenen, Regulationspfade und Interaktionswege auf. Zwar wird die Forschung für spezielle Krankheiten und einzelne Fälle neuartige, genetische Therapieansätze entwickeln, wie heute schon bei einigen angeborenen Immundefekten. Aber die zentrale Einsicht der biowissenschaftlichen Forschung besteht gerade darin, eine unerwartete Vielzahl möglicher Interaktionswege freigelegt zu haben. Damit wird die zugrunde liegende Vorstellung kausaler Mechanismen unterminiert und durch ein offenes Netz möglicher Interaktionen ersetzt, bei denen aus prinzipiellen Gründen keine Vorhersagen mehr möglich sind. Die gegenwärtige biowissenschaftliche Forschung generiert permanent neue Forschungsfragen, und ihre Gegenstände sind schon längst nicht mehr die Naturdinge der Alltagswelt, sondern künstlich zur Darstellung gebrachte Produkte des Forschungshandelns selbst.

Canguilhem hat dies bereits vor gut vierzig Jahren prägnant beschrieben:

> »Die Erkenntnis des Lebens hängt seither von neuen Automaten ab. Sie sind ihre Modelle und Instrumente, ihr verlängerter Arm. Wir müssen die Zusammenarbeit mit diesen Simulatoren der Funktionen menschlichen Lebens hinnehmen, wir müssen in Zukunft akzeptieren, mit ihnen zu leben, wenn wir daran festhalten wollen, besser zu wissen, worin Leben besteht. Niemals war in solchem Maße deutlich, wie sehr sich der Mensch darum bemühen muß, die naiven Objekte seiner vitalen Fragen zu verfremden, um sich die Wissenschaft zu verdienen.« (Canguilhem 1979: 153)

Wenn biowissenschaftliche Forschung das Leben zum Gegenstand nimmt, hat sie es dabei in mehrfacher Weise mit einem offenen System zu tun. Sie erforscht das Leben als offenes System, dessen Komponenten untereinander und mit der Umwelt auf multiplen Wegen interagieren. Und im Laufe des Forschungsprozesses erhöht sich die Zahl der Bestandteile dieses offenen Systems durch das erforschte Wissen.

Wohin diese Forschungen im Neuland komplexer Interaktionen führen, bleibt vorerst offen. Aber bereits auf dem Weg dorthin generieren die biowissenschaftlichen Forschungen in großer Zahl neue Optionen für therapeutische Interventionen. Damit zeichnet sich eine in wissenschaftssoziologischer und epistemologischer Hinsicht gleichermaßen brisante Spannung zwischen dieser produktiven Dynamik der Laborforschung und der EBM als Methodik der klinischen Forschung ab. Denn die Handlungslogik der EBM steht in Widerspruch zum Therapieziel der personalisierten Medizin, der gezielten und spezifischen Beeinflussung des einzelnen Patienten. Die EBM hatte die laborwissenschaftliche Forschung mit ihrer Fokussierung auf Regelkreise und Interaktionswege zu einer Heuristik für Therapieverfahren herabgestuft, deren pathophysiologische Mechanismen nicht mehr zur Begründung für Therapieverfahren genügen, solange nicht auch ein klinischer Nutzen nachgewiesen ist. Dieser empirische Ansatz scheint angesichts der immer stärker zutage tretenden Komplexität organismischer Prozesse, die von mechanistischen Erklärungen nur unzureichend abgebildet wird, mehr als gerechtfertigt. Aber zugleich verstellt die mit der EBM vorgegebene Strategie des RCTs einen adäquaten Zugang zur Lösung dieses Problems, denn hohe Fallzahlen und große Studienkollektive verschleifen möglicherweise jene Differenzierungen, auf die es therapeutisch-physiologisch ankommt. Der aktuell zu beobachtende Wettstreit zwischen EBM und Laborforschung lässt sich also auch als ein soziopolitisches Kräftemessen im Strukturwandel der Wissenschaft begreifen. Beide Akteure haben gute Argumente auf ihrer Seite, auf beiden Seiten geht es um gute Medizin und gute Wissenschaft mit hohen Kosten und Aussicht auf große Gewinne. Auf welchen Wegen es dazu kommen soll, dass die schon heute bekannte Einzigartigkeit jeder Krebserkrankung auch spezifisch behandelt werden kann, obwohl solche Medikamente die Kriterien heutiger Zulassungsverfahren nicht erfüllen können, lässt sich nicht absehen, selbst wenn der Direktor der National Institutes of Health persönlich ihren Einsatz fordert.[65]

Ein Problem ist dabei, dass innovative Medikamente auf Grundlage biowissenschaftlicher Forschungen in ersten Studien oft nicht erreichen, was die molekulargenetischen Funktionsprinzipien eigentlich versprechen. Für die Wissenschaftsforschung umso bemerkenswerter ist die Reaktion der klinischen Biowissenschaften auf diese Situation.[66] Hier rücken jetzt Einzelfälle in das Interesse der Forschung, nicht die Fälle der Therapieversager, sondern die Therapie-Ausreißer, also nahezu wunderartige Heilungen nach Verabreichung eines neuen Krebsmedikaments. Weder für das Versagen der Therapie bei der statistischen Mehrheit noch für ihren Erfolg im Einzelfall gibt es gute Erklärungen. Aber während die Therapieversager eine Prüfhypothese widerlegen, verweisen die Überresponder darauf, dass es an einer guten Hypothese zur Wirkung fehlt. Hier setzt die neue, technikgetriebene Wissenschaft an. In Form eines *reverse engineering* liefern ihr solche Ausreißer Einsatzpunkte für neue Forschungstechnologien, um auf Regulationswege aufmerksam zu werden, die an den Modellsystemen im Labor bislang unbeobachtet blieben. Der klinische Einzelfall und nicht der üblicherweise im Labor verwendete Modellorganismus wird zum Kristallisationskern innovativer Forschungen. Am Machbaren im konkret Vorfindlichen und nicht mehr an der Prüfung einer gut begründeten Hypothese richtet sich hier Forschung aus, wie dies von Wissenschaftsphilosophen wie Alfred Nordmann als Kennzeichen der Technowissenschaften herausgestellt wurde (Nordmann 2005). Nicht über eine Verlängerung der etablierten und wissenschaftstheoretisch gut begründeten Pfade naturwissenschaftlicher Forschung scheint derzeit der Weg zur personalisierten Medizin zu führen, sondern über den singulären Fall. Individualisierte Medizin ist nicht die noch perfektere Einlösung der personalisierten Medizin, sondern eine unerwartete Facette an der sich stetig wandelnden Grenzlinie der Forschung. Die individualisierte Medizin setzt vorerst auf die Ausnahme – und bestätigt damit, dass auch in Zeiten von EBM, Transparenz und Wissenschaftsevaluation theoretische Neugierde ihren Platz zu behaupten weiß.

Eine Analyse der personalisierten Medizin aus deutscher Perspektive kann nicht ohne einen Kommentar zu ihrem Namen auskommen, der in philosophischer Hinsicht schlicht Etikettenschwindel ist. Denn was immer im Zuge dieses Forschungsprojekts medizinisch erreicht werden wird – vorderhand steht schon fest, dass diese Medizin allenfalls beim genetischen Individuum, aber nicht bei der individuellen Lebenswelt und damit bei der Patientin oder dem Patienten als Person bzw. in ihrem Person-Sein ankommen wird. Vor hundert Jahren, als die Physik von der Unschärferelation der Quantenmechanik mit ihrer Beobachterabhängigkeit der Messungen umgetrieben wurde und die Philosophie auf die Existenz als Seinsweise des Menschen aufmerksam wurde (vgl. Kap 4.7), hatte Viktor von Weizsäcker »die Einführung des Subjekts« (1947: VI) propagiert:

> »Die hier aufgerollte Problematik macht eigentlich das aus, was ich später die Einführung des Subjekts nannte; denn das Objekt – der Kranke – wurde als ein Gegenstand genommen, der selbst ein Subjekt hat, und mein Plan war, die Erscheinungen, die beim Tauziehen im Handgemenge, kurz in der Begegnung zweier lebender ›Objekte‹ auftreten, weiter zu analysieren.«[67]

Um Medizin zu personalisieren, sollte die gemeinsame Erfahrungswirklichkeit der Arzt-Patient-Beziehung für das ärztliche Handeln mobilisiert werden, denn im Zentrum einer im Sinne des Person-Seins personalisierten Medizin mussten Beziehungen und Begegnungen stehen. Die aus der Kritik an der EBM entfalteten Argumente für eine Öffnung der ärztlichen Handlungslogik um die Dimension der Zeit zielen in eine ähnliche Richtung der Personalisierung von Medizin, wenngleich nicht in Weizsäckers Sinn totalisierender Deutung. Eine im Wortsinn personalisierte Medizin müsste insbesondere den Verflechtungen individuellen Krankseins mit der Lebensgeschichte gerecht zu werden versuchen. Das derzeit verfolgte Projekt der Präzisionsmedizin hingegen verstellt bereits vom Ansatz her einen Zugang zu dieser Dimension, wenn sie das Person-Sein mit genetischer Individualisierung gleichsetzt.

5.8 Effizienz und Enhancement: Homo faber im 21. Jahrhundert

Schon die Gleichzeitigkeit von EBM und individualisierter Medizin belegt, dass sich gegenwärtige Tendenzen kaum auf einen gemeinsamen Nenner bringen lassen. Zur aktuellen Lage gehört die Suche nach innovativen molekularbiologischen Strategien in der Krebsbehandlung ebenso wie eine größere Toleranz gegenüber alternativmedizinischen Ansätzen, die Skepsis gegen Routine-Impfungen, die Einführung der Präimplantationsdiagnostik, die Hospiz-Bewegung oder Schönheits-OPs. Die ästhetische Chirurgie und eine neue wunscherfüllende Medizin richten ihre Angebotspalette weniger an hilfsbedürftige Patienten als an selbstbewusste Konsumenten, die medizinische Eingriffe in den eigenen Körper zur aktiven Gestaltung ihrer Lebenssituation wählen. Parallel zur solidarisch finanzierten Krankenbehandlung wurden die Individuellen Gesundheitsleistungen (IGEL) eingeführt, mit denen nun auch Kassenpatienten signalisiert wird, dass Arztpraxen Wirtschaftsunternehmen sind. Der demographische Wandel verstärkt die Probleme einer nachhaltigen Finanzierbarkeit immer ausgefeilterer Leistungen im Gesundheitssystem. Im Widerstreit dieser Richtungen erodiert die Scheidelinie von gesund und krank, die bislang die (wenn auch historisch variable) Grundunterscheidung im Gesundheitssystem gebildet hatte. Smarte Technik, wunscherfüllende Biomedizin und EBM konvergieren in einer weitgehenden Verwischung der Grenzen zwischen therapeutischen Eingriffen zur Wiederherstellung eines physiologisch definierten Normalzustands und gezielten Interventionen zur Verbesserung oder Steigerung der Ausgangswerte. Denn wo sich für die Biomedizin der Handlungsspielraum am Maßstab biotechnischer Machbarkeit bemisst, orientiert sich die EBM an nachgewiesener Effizienz.

Die Leitvorstellung, dass Gesundheit als objektiver natürlicher Normalzustand die unbezweifelbare Zielvorgabe medizinischen Handelns ist und als Richtschnur zur Unterscheidung zulässiger, solidarisch zu finanzierender Therapien von unzulässigen oder allenfalls individuell zu bezahlenden Eingriffen taugt, ist in Zeiten ihrer pharmakologischen und technischen Regulierung zur nicht mehr länger aufrechtzuerhaltenden Fiktion geworden. Drei Argumente untermauern diese These. Erstens war Medizin immer schon auf den künstlichen Eingriff in ein natürliches Krankheitsgeschehen ausgerichtet – ob als traditionelle Praxis, Heilkunst oder Wissenschaft. Als Teil der menschlichen Kultur zielt Medizin darauf ab, einen Naturprozess künstlich zu verändern. Allein deshalb schon ist die angebliche Natürlichkeit einer Norm eine Illusion. Zweitens haben die wissenschaftsphilosophische Diskussion zum biostatistischen Normalwertkonzept und die biopolitische Debatte um deren ausgrenzende Implikationen im Umgang mit Behinderung darauf aufmerksam werden lassen, dass menschliches Leben sich je konkret entlang weitgehend individueller Normensetzungen vollzieht (vgl. Kap. 3.6). Drittens schließlich kennzeichnet die biowissenschaftliche Forschung, dass sie ihre wissenschaftlichen Objekte als technische Dinge konfiguriert. Das entscheidende Gutachten für die Zulassung des Sprinters Oscar Pistorius zu den Olympischen Spielen 2008 in Peking, von denen er zuvor aufgrund seiner Hochleistungsprothesen ausgeschlossen war, analysierte menschliche Sprunggelenke als technische Systeme hinsichtlich ihrer mechanischen Funktionsparameter. Dieselbe wechselseitige Austauschbeziehung steht hinter der Leistungsfähigkeit der modernen Intensivmedizin und hat die Natur des Körpers in ihrem wissenschaftlichen Verständnis zu einem Ensemble technischer Dinge werden lassen.

Die öffentliche Diskussion fasst die neuen Möglichkeiten einer Verbesserung des menschlichen Körpers und seiner Leistungsfähigkeit als Enhancement zusammen. Dahinter steht typischerweise die Vorstellung eines Normalzustandes als Mittelpunkt einer Skala. Erkrankungen führen zu Abweichungen nach unten, und die Medizin ist aufgerufen, alles ihr Mögliche zu unternehmen, um diese Abweichungen wieder in Richtung auf den Normalzustand zu verschieben; das ist ethisch geboten. Die Techniken des Enhancements hingegen werden als Strategien einer gezielten Verbesserung aufgefasst, die allein schon als Abweichungen vom natürlichen Ideal ethisch problematisch oder unzulässig seien. Diese klare Trennung und ethische Gegenüberstellung von Therapie und Enhancement ist vor dem Hintergrund der angeführten Argumente schlecht begründet. Die Grenze zwischen Therapie und Enhancement verläuft fließend, und ihre Festlegung beruht zu großen Teilen auf gesellschaftlichen Konventionen, nach denen z.B. Alkohol und Koffein als legitim gelten, nicht aber aufmerksamkeitssteigernde Drogen. Radikale Posthumanisten verweisen zudem darauf, dass der Traum menschlicher Kultur immer schon die künstliche Erlösung aus den Unzulänglichkeiten und Erschwernissen irdischen Lebens gewesen sei.[68] Die Aufgabe der Ethik sei deshalb nicht, mit falschen Argumenten Enhancement zu verhindern, sondern es geschickt zu lenken.

2008 hat Peter Sloterdijk mit seinen *Regeln für den Menschenpark* eine heftige Diskussion ausgelöst. Der zynische Titel überschattete das zentrale Argument, dass die Zivilisation in ein Stadium der Anthropotechnik eingetreten sei, bei der Kultur, Wissenschaft und Technik menschliche Natur nicht mehr nur überformen, sondern diese selbst gestalten. Selbstverständlich waren Menschen als soziale Wesen immer schon die Produkte ihrer jeweiligen Kultur, aber im Gefolge des Aufstiegs der Biowissenschaften wird menschliches Leben zunehmend zum Konglomerat dessen, was sich medizinisch-biotechnisch optimieren lässt.

Sloterdijks religiös-reaktionäre Anspielungen auf die in säkularisierten Gesellschaften unbesetzte Stelle eines Hüters verschleierten dabei eher, dass die Orientierungs- und Regulierungsprobleme sich in liberalen Gesellschaften umso dringender stellen. Sein Begriff der Anthropotechnik hingegen fasst präzise die Herausforderung durch die Biowissenschaften.[69]

Im Hinblick auf die Umformung und Gestaltung der Welt hat sich der Mensch dabei bisher zumeist als unbeholfener Zauberlehrling herausgestellt, der die Geister nicht bändigen konnte, die er selbst rief, weshalb er mittlerweile vom Ozonloch bis zum Artensterben und der Antibiotika-Resistenz mit den Konsequenzen seines eigenen Tuns konfrontiert ist. In dieser Situation steht wenig mehr fest, als dass aus der biotechnisch möglich gewordenen Optimierung menschlichen Lebens offensichtlich Probleme resultieren, die menschliche Entscheidungskompetenzen nicht allein in ethischer Hinsicht übersteigen. Sind ästhetische Korrekturen der äußeren Körperform hinsichtlich ihrer individuellen Konsequenzen dabei noch vergleichsweise einfach zu reflektieren, so setzten bereits sie vielfältige Rückwirkungen auf die Fixierung eines vermeintlichen Normal-Maßes frei, das vollends problematisch wird, wo es um die Steigerung der Fähigkeit für Sinneswahrnehmung und Informationsverarbeitung geht, zumal wenn hier maßgeschneiderte Moleküle ebenso unsichtbare wie vorübergehende Eingriffe versprechen. Die Langzeitfolgen einer weiteren Verbreitung von Designerdrogen, intelligenten Prothesen und multiplen Mensch-Maschine-Schnittstellen werden wohl in einem kollektiven Feldversuch zu beobachten sein, der als kulturelle Evolution dezent umschrieben ist. In einer zunehmend von Evaluation und Effizienz bestimmten Welt lässt Biomedizin den Menschen zum homo faber seiner selbst werden.

Zugleich zeichnet sich im Schatten der neuen Rationalisierungsform einer Effizienz-Optimierung unerwarteter Spielraum für individuelle Gesundheitsentscheidungen ab: Wenn Medizin zur Technowissenschaft wird, die im Können ihren Kern hat, ist zumindest für den Bereich individuell zu bezahlender Leistungen eine wunscherfüllende Medizin die logische Konsequenz. »Heilen war gestern« lautete 2015 die provokante These eines Beitrags zu einer Tagung für Plastische Chirurgie. Diese Fachrichtung hat sicher breite Erfahrung mit einer Professionalisierung über den klassischen Therapiebereich hinaus. Die von der Presse aufgegriffenen hässlichen Seiten der Schönheitschirurgie sind dabei nur die grelle Fassade einer grundlegenderen Problematik. Der schöne Körper ist die biopolitische Materialisierung des heutigen unternehmerischen Selbst (Villa 2008). Das technisch Mögliche erzeugt eine Nachfrage, aus der ansteigenden Nutzung entsteht gesellschaftlicher Druck. Weil diese Logik leicht zu durchschauen ist, scheint ihre Kritik nahezuliegen. Aber hier geht es um mehr als die negativen Auswüchse eines sogenannten Schönheitswahns oder die zweifelhaften sozialen Folgen einer Anpassung menschlicher Körper an Idealmaße. Eine solche leichtfertige Kritik würde nur die Überheblichkeit der normativ Normalen verstärken und damit die Ausgrenzung fortsetzen. Als Anthropotechnik kann sich Medizin heute nicht mehr auf das hippokratische Nichtschadensgebot zurückziehen, denn die als nachteilig angesehenen Körperformen treiben als erlebter Schaden die ästhetische Korrektur an. Gefordert ist vielmehr die Anerkennung individueller Verwundbarkeit im Ausgeliefertsein an Gesellschaft. Individuelle Autonomie mag der Fetisch unserer Gesellschaft sein, aber Verletzlichkeit bleibt die *conditio humana.*

Heilen war gestern: Der Titel weist, absichtlich oder nicht, noch in eine andere Richtung. Heilung ist bis heute das oberste Ziel medizinischer Interventionen – und zugleich ein theologischer Begriff. Mit dem Wort Heilkunde verweist die Medizin auf ihre gemeinsamen Wurzeln mit der Religion. Viele Kulturen haben an die Stelle einer solchen Einheit von Religion und Medizin verschiedene Dualismen gesetzt, zu denen typischerweise auch eine Entgegensetzung von Natur und Geist, von Körper und Seele gehören. Vermutlich hat keine andere Gesellschaft diese Grenzziehung so vehement bearbeitet und rigoros verfestigt wie unsere westliche Kultur, für die seit Descartes menschliche Körper schlicht Maschinen sind, auch wenn immer wieder Einspruch dagegen erhoben wurde. Die Ambivalenz im Wort Heilung verweist darauf, dass die Trennung von Körper und Seele, Natur und Geist, von Medizin und Religion nicht vollständig gelang. Vor dem Hintergrund der Gegenläufigkeit von Medizin und Religion als Säkularisierung und Erfolgsgeschichte erspart die Medizin heute buchstäblich Höllenqualen, aber sie kann auch keinen Zuspruch im vollen Wortsinne der Heilung mehr bieten.

Freilich wäre die Forderung nach einer neuen erlösungsreligiösen Aufladung ärztlichen Handelns fehl am Platze. Sie ist die problematische Grundierung im Projekt der Post- und Transhumanisten, die irdischen Bedingungen menschlichen Lebens nicht nur zu erleichtern, sondern geradewegs zu überwinden. Allerdings wussten Menschen sich schon immer selbst zu helfen – vor, neben und mit Medizin und Technik. Die Phase der allmächtigen Selbstüberschätzung einer biotechnischen Medizin markiert in historischer Perspektive eine Ausnahme. Hier wirken die kritischen Impulse der EBM, medizinische Angebote nicht an ihren Verheißungen, sondern an ihren Effekten zu messen, als wirksames Korrektiv, wenn sich EBM nicht in Form stereotyper Guidelines zum Passepartout verselbständigt. Dazu können Patienten und die heutige allgemeine Verfügbarkeit medizinischer Informationen einen wichtigen Beitrag leisten. Ärztinnen und Ärzte mögen darüber klagen, dass Patienten mit allzu genauen Vorstellungen über ihre Leiden aus zweifelhaften populären Quellen und Internetforen in ihre Praxis kommen. Aber solche Foren schaffen neue Netzwerke zum Austausch von Erfahrungen mit der modernen Medizin und können damit zur individuellen Entscheidungsfindung beitragen. Auf diese Weise könnte komplementär zu den Datenbanken der EBM ein Archiv medizinischer Erfahrungswirklichkeiten entstehen, das Patient:innen und Angehörige von passiven Empfängern ärztlicher Leistungen zu kompetenten Akteuren macht. Gerd Gigerenzer hat kürzlich dazu aufgefordert, die Entwicklungen der Medizintechnik nicht leichtfertig als kalte Maschinenmedizin abzutun, sondern offen über die Möglichkeiten eines »Robodoktors« zu reflektieren. Weil der Robodoktor immer das gesamte verfügbare medizinische Wissen auf aktuellem Stand abrufbar halte und so die nachweislich hohe Zahl medizinischer Fehlbehandlungen senken könne.[70] Konkret zum Einsatz kommen Roboter bereits in Pflege und Rehabilitation

Die Informationsvermittlung vom publizierten Forschungsstand zu den handelnden Ärztinnen und Ärzten ist aber nur die eine Seite, und es reicht auch nicht, sie um eine sogenannte Konsumentenperspektive zu ergänzen. Denn dabei bleiben die medizinischen Problembeschreibungen mit ihrer Dominanz einer biowissenschaftlichen Wirklichkeitskonstruktion weitgehend unangetastet. Es braucht starke Patientenverbände, Selbsthilfegruppen und Angehörigen-Initiativen, um die Wirklichkeit der medizinischen Praxis aus den Erfahrungen von Kranksein und dem Durchleben ärztlicher Behandlungen in den Prozess der Entscheidungsfindung zu intergrieren. Alvan Feinstein, einer der scharfsinnigsten Kritiker einer sich blind verselbständigenden klinischen Praxis (Feinstein 1976) und Pionier der Einführung des Computers in die Medizin hat das bereits vor fast fünfzig Jahren auf den Punkt gebracht:

»We can apply computers merely as a mechanism for automating the status quo, or we can contemplate ways of changing and improving the status quo itself. [...] Computers can offer magnificent assistance in helping us to gather paraclinical data for the kinds of dehumanized diagnoses that we have been developing for 150 years, and to embellish the therapeutic chaos that those unsatisfactory diagnoses have brought us to today. On the other hand, we can grasp a much greater challenge: to use computers to rehumanize clinical medicine. [...] The computer thus offers clinicians an opportunity to restore the patient, rather than the disease, to his proper place as the center of the universe of clinical science.«[71]

Für diese Aufgabe benötigt die Medizin eine aktive Beteiligung der doch eigentlich wichtigsten Akteure im Gesundheitswesen, der Patientinnen und Patienten.

Erst in einem solchen Prozess entstünde eine gehaltvolle Form von Transparenz im Gesundheitswesen, die nicht bei der Durchrationalisierung medizinischer Praxis nach den Imperativen von EBM, Qualitätssicherung und Priorisierung stehen bleibt. Vielmehr gilt es, die Wirklichkeit medizinischer Verfahren im Alltagsleben und hinsichtlich der Lebenswelten der Patienten für die ärztlichen Akteure transparent zu machen. Die Einbeziehung der Patientenperspektive zählt heute zu den selbstverständlichen Forderungen einer liberalen Gesellschaft im Namen der Autonomie-Ethik, aber noch entscheidender ist das epistemologische Argument, dass die Welt nicht mit der biowissenschaftlichen Wirklichkeitsbeschreibung zusammenfällt. Erst mit einer solchen Öffnung kann ärztliches Handeln auf eine angemessene Berücksichtigung der Tatsache hinarbeiten, dass Kranksein oftmals gerade mit einer Einschränkung menschlicher Autonomie verbunden ist. Solche an die Praxis gekoppelten Perspektiven, wie sie insbesondere die feministische Wissenschaftsphilosophie thematisiert hat (Haraway 2016), treten dabei nicht als wissenschaftlich richtige oder ethische Anwendung zu einem methodischtheoretisch gesicherten Wissen äußerlich hinzu, sondern gehören zum Kern einer Medizin als Handlungswissenschaft. Deshalb bilden Medizin und ärztliche Praxis einen Modellfall für eine Philosophie situierter Praktiken wissenschaftlich legitimierten Handelns.

6. Coda über das Scheitern

Noch nie war die Medizin so leistungsfähig wie heute. Bei Unfällen und akuten Gesundheitsstörungen stehen innerhalb kürzester Zeit Spezialisten bereit, diagnostische Verfahren erschließen molekularbiologische Details und erlauben den Einblick in versteckte Körperinnenräume, mittels miniaturisierter Technik lassen sich komplizierte Operationen durch winzige Einschnitte durchführen. Viele Krankheiten, die früher rasch zum Tode führten, können heute sicher behandelt werden, und auch für chronische Krankheiten stehen wirksame Therapeutika zur Verfügung. Medizin ist ein sich permanent weiter verändernder Bereich der Gesellschaft. Diese Transformationen werden von der Dynamik der biowissenschaftlichen Forschung aktiv vorangetrieben, gleichzeitig verändern sich die Erwartungen der Patient:innen an die Medizin, und nicht zuletzt haben veränderte Lebensbedingungen mitsamt den Erfolgen der Medizin das Krankheitsspektrum in einer immer älter werdenden Bevölkerung verschoben. Obendrein partizipiert Medizin in einer von Wissenschaft und Technik bestimmten Moderne an allgemeinen Veränderungen der Gesellschaft. Entzauberung, Rationalisierung und Säkularisierung waren dafür die großen Stichworte, mit denen Max Weber schon vor hundert Jahren das moderne Zeitalter kennzeichnete. Wie Wissenschaft überhaupt zielt auch wissenschaftliche Medizin aufgrund der methodischen Verpflichtung zu Kritik und Reflexion auf Distanz zu tradierten Deutungszusammenhängen. Entsprechend zeigen sich die

Ambivalenzen der Moderne in der Medizin dort besonders deutlich, wo es um existenzielle Lebenssituationen geht. Obwohl die Medizin gute wissenschaftliche Gründe für ihre Verfahrensweise hat, hat ihr die Effizienzsteigerung durch technische und pharmakologische Innovationen, ökonomische Rationalisierung und Standardisierung medizinischer Praxis den Vorwurf einer inhumanen Apparatemedizin eingetragen. Hier soll eine Humanisierung ihrer Praxis und eine Einführung sogenannter Medical Humanities im Studium Abhilfe schaffen (Bleakley 2015; Cole et al. 2015). Wenn die Perfektionierung der Praxis die Funktionslogik der modernen Medizin darstellt, ist damit aber zugleich die Frage aufgerufen, inwiefern auch die Suche nach einer Humanisierung der Praxis droht, Teil der Verbesserungslogik zu werden, und ob Alternativen dazu gefunden werden können (Viney/Callard/Woods 2015). Diesem Anliegen gelten Überlegungen zum grundsätzlichen Scheitern der Medizin angesichts der Endlichkeit menschlichen Lebens.

Kaum ein Bereich wissenschaftlicher Praxis erscheint so selbstredend sinnvoll wie die Medizin. Der Bedarf an Medizin wie auch der Beruf des Mediziners sind selbstverständlich, selbst wenn Ärztinnen und Ärzte angesichts aussichtsloser Prognosen oder widriger sozialer Umstände am konkreten therapeutischen Vorgehen zweifeln, gelegentlich sogar verzweifeln mögen. Mit der Aussicht, menschliches Leiden immer wirkungsvoller zu lindern und Krankheiten zu heilen, durchläuft die Medizin zwar eine wechselvolle Geschichte, weil neues Wissen und sich wandelnde Lebenswelten bislang Bedeutungsvolles ins Wanken bringen und neue Sinnzusammenhänge aufscheinen lassen. Aber die Verbesserung ihrer Praxis hat sich zum stabilen Funktionsprinzip der Medizin verselbständigt. Denn anders als Wissenschaft kann Medizin sich nicht mit dem Zweifel zufriedengeben und ihr Handeln auf die Beantwortung einer wissenschaftlichen Frage durch weitere Untersuchungen hinausschieben. Medizin muss handeln und Lösungen anbieten. Wenn Wissenschaft systematisch auf Erweiterung des Wissens angelegt ist, dann gilt das nur in dem Sinne auch für die wissenschaftliche Medizin, dass hier Wissen seinerseits wiederum der Verbesserung medizinischer Praxis untergeordnet ist:

> »Therapie kann [...] ihre Legitimation nur im besseren Leben bzw. als palliativmedizinische Praxis im besseren Sterben finden. [...] Gerade aus diesem Grunde trägt die organisierte Medizin auch dann, wenn weder der Jenseitsglaube noch die wissenschaftlich abgesicherte Evidenz mehr Hoffnung geben können. Zumindest die institutionalisierten Rituale der Krankenbehandlung, die formelle Patientenbefragung im Frage-Antwort-Stil ebenso wie die asymmetrischen Rollenverhältnisse schaffen eine Sicherheit selbst dann, wenn auf nichts anderes mehr Verlass zu sein scheint. [...] Der vielzitierte Gegensatz von System und Lebenswelt wird hier hinfällig. Vielmehr erscheinen die Forderung nach humaneren, symmetrischeren und transparenteren Abläufen in der Medizin nun selbst als moderne Mythen.« (Saake/Vogd 2008: 23)

Was in systemtheoretischer Perspektive als Funktionslogik der Medizin hervortritt, hat die EBM zum methodischen Prinzip erhoben: die Verbesserung der Praxis, die als säkularisierter Imperativ noch da trägt, wo keine Aussicht auf Heil und Heilung mehr besteht. Wenn das reibungslose Funktionieren des Apparates der Zweck der Medizin als sozialer Organisation ist, wird der Aufruf zu ihrer Humanisierung zur hohlen Formel.

Die Differenz gesund/krank und die Phänomene des Pathologischen sind keineswegs je selbstverständlich, und die Sinnhaftigkeit der Medizin ist im Verlauf ihrer Geschichte sehr unterschiedlich ausgelegt worden. Den wohl anspruchsvollsten Versuch, aus der Aufgabe der Medizin nicht nur den ihr eigenen Sinn, sondern eine Philosophie des Sinns zu gewinnen, stellt Viktor von Weizsäckers *Pathosophie* (1956) dar. Hier sollte nicht der

Medizin mit philosophischen Fragen die Richtung gewiesen werden, sondern Weizsäcker suchte von einer »Weisheit des Leidens« her die Medizin zur Philosophie zu erhöhen. In der westlichen Welt gibt es seit der Antike eine große Tradition der Weisheit aus der Erfahrung von Leiden, aber Weizsäckers Bestimmungen eines Sinns von Leiden belegen vor allem, dass diese Themen einer Medizinphilosophie nur im Modus des Entzugs, des Scheiterns und auf dem Boden einer Einsicht in die Grenzen von Verallgemeinerbarkeit und Versprachlichung verhandelbar sind.

Im Kranksein wird ein Spalt zwischen Medizin und Leben wahrnehmbar, über den als Scheitern nachzudenken hier als Spur entfaltet werden soll. In der Medizin bedeutet Scheitern in der Regel nicht nur einen Fehlschlag, sondern die tragische Wendung eines menschlichen Schicksals. Deshalb gilt es, gleich vorab ein naheliegendes Missverständnis auszuräumen. Selbstverständlich braucht die Medizin keine scheiternden Ärzte, sondern gut geschulte. Auch die neumodische Positivierung des Scheiterns als perfekte Strategie zu noch besserer Selbstoptimierung ignoriert die Krisen, die in der Medizin mit dem Scheitern verbunden sind. *Failing Forward* mag das perfekte Motto im individuellen Coaching von Führungsfiguren sein,[72] aber es verstellt als zynische Stilisierung den Blick auf jene Formen von Scheitern, die hier fragend diskutiert werden sollen.

Schon an anderer Stelle in dieser Einführung (Kap. 4.4) wurde erörtert, wie die Effizienz der modernen Medizin und ihr enormes Spektrum an therapeutischen Interventionen dazu geführt haben, dass für sie die Welt aus zu lösenden Problemen besteht. Hier muss eine Epistemologie des Scheiterns ansetzen, denn das Leben ist kein zu lösendes Problem, vielmehr ist der Weg hier offensichtlich das Ziel, auch wenn es nicht immer gutgeht und das Ende sowieso schon feststeht. Hans Blumenberg hat diese anthropologische Konstellation auf die wunderbare

Formel *Schiffbruch mit Zuschauer* (1979) gebracht. Das gilt in einer Welt, in der seit mehreren Hundert Jahren Wissenschaft und Technik permanent neues Wissen und neue Interventionsmöglichkeiten bereitstellen, in besonderer Weise. Scheitern wird hier zum Modus einer Einsicht in die Komplexität der Wirklichkeit und die problematische Produktivität wissenschaftlichen Handelns. Eine Epistemologie des Scheiterns muss Kontingenz, Komplexität und Potenzialität des Lebens ernst nehmen. Samuel Gorovitz und Alasdair MacIntyre haben schon vor vielen Jahren darauf hingewiesen, dass in der Medizin Fehler nicht nur aus einem Noch-nicht-Wissen oder menschlicher Fehlbarkeit entstehen, sondern aus einer Epistemologie der Naturforschung, die aufgrund ihrer Abstraktion auf Allgemeines bei den stets singulären Problemen der Medizin auf ihre Grenzen verwiesen wird (Gorovitz/MacIntyre 1976). In epistemologischer Hinsicht kann es nicht darum gehen einzusehen, dass wir mit Wissenschaft und Technik Schiffbruch erleiden werden – um im Bilde Blumenbergs zu bleiben –, sondern den Schiffbruch und das Zeugesein dabei epistemologisch in Wissenschaft, Medizin und Technik einzubeziehen. Die Grenzen der Operationalisierung klinischer Forschung durch EBM und RCTs auf der einen Seite und die Strategien einer individualisierenden molekularbiologischen Forschung in den heute zu erschließenden komplexen Netzwerken der Systembiologie andererseits markieren die Spannweite der dabei zu verhandelnden theoretisch-konzeptionellen Probleme.

Zugleich berühren Überlegungen zum Scheitern die anthropologische Dimension. Denn bei allen Fortschritten von Medizin und Technik sind Menschen sterbliche Wesen geblieben. Karl Jaspers hat Scheitern als die Grunderfahrung des Menschseins beschrieben und im Scheitern eine Chiffre der Transzendenz gesehen (Jaspers 1953; Jaspers 1970). Mit ihrer Problemlösungskompetenz sind Ärztinnen und Ärzte heute für Transzendenz schlicht nicht zuständig, wenn sie es in der Konkurrenz zur Religion je waren. Transzendenz scheint heute an verschiedene Formen von Esoterik ausgelagert zu werden. Spiritualität ist eine der möglichen Antworten auf ein Bewusstwerden von Transzendenz. Deshalb brauchen Ärztinnen und Ärzte ein gutes Gespür für entsprechende Bedürfnisse und Erfahrungen ihrer Patient:innen, auch wenn die Medizin aus guten Gründen die Versöhnung menschlicher Endlichkeit im Versprechen auf ein Jenseits höherer Wirklichkeit aus ihrer Praxis ausgeschlossen hat. Der radikale Skeptiker Blumenberg hat die Erfahrung überstandener Todesnähe mit makabrer Nüchternheit ironisch beschrieben: Es gebe schlicht keine Botschaft, die sich von dort mitbringen ließe, nicht einmal eine Erfahrung des Entzugs, weil Sterben der Entzug von Erfahrbarkeit sei.[73]

Den Ausgangspunkt anthropologischer Überlegungen zum Scheitern bildet die Einsicht, dass eine aufs Überleben fixierte Medizin an der Endlichkeit und Begrenztheit des Lebens scheitern muss. Lange Zeit manifestierte sich dieses zentrale Problem der modernen Medizin an ihrer Rede vom »austherapierten Patienten«. Mit ernüchternder Deutlichkeit bezeichnete der Ausdruck jene Patienten, bei denen alle verfügbaren kurativen Therapien versagt hatten und die deshalb nur noch palliativ behandelt werden konnten, als sei diese Form von Medizin keine Therapie. Der »austherapierte Patient« ist die Bankrotterklärung der modernen Medizin vor dem Sterben und der Endlichkeit des menschlichen Lebens. Nirgends zeigen sich so krass die absurden Folgen der Tatsache, dass die Medizin die Behandlung von Patienten gegen die Bekämpfung von Krankheiten eingetauscht hat. Der britische Arzt Arnold Eiloart hatte dies bereits am Beginn des 20. Jahrhunderts in der pointierten Formulierung festgehalten: »Medicine tries to destroy disease but succeeds in destroying health.«[74]

Darauf hat die Medizin inzwischen mit der Etablierung der Palliativmedizin als neuer Spezialisierungsrichtung reagiert. Aber die Palliativmedizin liefert damit zugleich ein Beispiel für die Ambivalenzen der Optimierungslogik der Medizin im Bemühen um eine Humanisierung ihrer Praxis. Denn im Sinne der Systemlogik des wissenschaftlich optimierten Handelns ersetzt sie die Ausgrenzung des austherapierten Patienten durch das bessere Sterben. Deshalb eröffnet gerade die Einrichtung der Palliativmedizin die Möglichkeit, Divergenzen zwischen der Handlungslogik der Medizin und den Herausforderungen des Lebens im Sterben hervortreten zu lassen und diskutierbar zu machen. Wieder geht es hier nicht darum, der Medizin eine ethisch schlechte Anwendung ihrer Ideale nachzuweisen, sondern um die Analyse ihrer Probleme aus der Praxis. Angemessene Wege im Umgang mit dem Lebensende hat die moderne Medizin längst als eine wichtige Aufgabe wiederentdeckt. Patienten sterben heute nicht mehr in einem Abstellraum, und inzwischen gibt es nicht nur eine breite öffentliche Diskussion über zu viel invasive Medizin am Lebensende, sondern auch innerhalb ärztlicher Fachkreise wird der hohe Einsatz medizinischer Maßnahmen kritisch diskutiert.

Vergleichsweise durchsichtig sind dabei noch die Motive von Pharmafirmen, wenn sie teure Therapien in den Markt einzuführen versuchen, obwohl sich nur eine geringe Verlängerung des Überlebens als Nutzen nachweisen lässt, der zudem oft von Einschränkungen der Lebensqualität aufgewogen wird. Aber die Problematik erschöpft sich nicht darin. Wenn es um Leben und Tod geht, darf kein Preis zu hoch sein, weil alles versucht werden muss, und die Produkte des medizinischen Fortschritts scheinen dafür neue Möglichkeiten zu garantieren. Den Preis zahlen allerdings nicht nur die Krankenkassen, also die Gesellschaft insgesamt, sondern auch die Betroffenen selbst. Deshalb kann man erwarten, dass sich schlechte Erfahrungen mit neuen Therapien herumsprechen und Veränderungsprozesse in Gang setzen. Erst wenn es keinen medizinischen Handlungszwang für die neuesten Optionen mehr gibt, können Ärztinnen und Ärzte zu Partnern ihrer Patienten werden und eine Medizin für freie Menschen entstehen lassen, wie sie schon Platon vorschwebte, während die gegenwärtige Praxis erstaunliche Parallelen zu jener Richtung zeigt, die er in den *Gesetzen* als Medizin für Sklaven rügte (vgl. Böhme 2009: 143–155). In der Begleitung des Sterbens tritt besonders deutlich hervor, dass die Mobilisierung des medizinisch Möglichen im Namen einer Verbesserung des Sterbens noch keinen guten Tod bedeutet.

Allerdings stellt sich die Frage, ob es überhaupt Situationen ärztlicher Hilfestellung gibt, in denen auf Seiten der Medizin kein Handlungszwang besteht. Aus medizinischer Sicht erscheint das unwahrscheinlich, zumal die Verbesserung medizinischer Möglichkeiten immer subtilere Interventionen erlaubt. Neue Therapien mögen bei minimalen Aussichten kaum mehr als ein Strohhalm gegen Hilflosigkeit sein, aber der zwanglose Zwang zur Verbesserung verpflichtet die Medizin, keine Möglichkeit auszulassen. Selbst aufwändige Operationen oder schwerwiegende Chemotherapien lassen sich inzwischen vergleichsweise gut handhaben, weshalb sie auch bei Schwerkranken durchgeführt werden können. In vielen Fällen resultieren daraus neue Lebensperspektiven, aber hier zeigt sich zugleich eine unaufhaltbare Steigerung des Einsatzes medizinischer Maßnahmen. Die im medizinischen Fortschritt enthaltene Erweiterung von Möglichkeiten mutet Patienten zu, sich gegen eine weitere Therapie zu entscheiden, obwohl sie die Aussicht auf Besserung beinhaltet. Noch diffiziler sind solche Effekte innerhalb der Palliativmedizin mit ihrer Umstellung ärztlichen Handelns von Therapie auf besseres Sterben. Weil Maßnahmen wie eine ausreichende Flüssigkeitszufuhr oder eine effektive Schmerztherapie schlechterdings nicht vorenthalten werden dürfen, erscheint eine Medikalisierung des Sterbens heute unabwendbar. Sie wird der Medikalisierung der Geburt nachfolgen. Der sanfte Tod im eigenen Bett wird sich kaum verteidigen lassen, auch wenn alle ihn wünschen.

Dem unerwünschten Einsatz medizinischer Maßnahmen soll nun mit der Patientenverfügung entgegengewirkt werden, die als schriftliches Dokument einer expliziten Willensäußerung Anweisungen für Situationen liefern soll, bei denen keine Äußerung mehr möglich ist. An der Patientenverfügung lässt sich das grundsätzliche Dilemma einer immer besseren Medizin und der damit weiter vorangetriebenen Medikalisierung des Sterbens noch weiter veranschaulichen. Bereits die vorverlegte Aufklärung über medizinische Maßnahmen bei schweren Erkrankungen und beim Sterben stellt einen Medikalisierungsschritt im Sinne eines breiten gesellschaftlichen Einübens medizinischer Perspektiven dar, wie die aktuelle Initiative für eine vorausschauende Gesundheitsplanung zum Lebensende belegt.[75] Ein entscheidendes Problem dieser typisch modernen Regelungsform ist der Umstand, dass eine Patientenverfügung nicht in Patientensprache abgefasst werden kann, sondern rechtlich bindender Regeln und medizinisch präziser Begriffe bedarf. Daraus resultiert nicht nur ein Verständigungsproblem, sondern notwendigerweise eine Übersetzung persönlicher Einstellungen in die objektivierende Sprache der Medizin, die für subjektive Perspektiven der ersten Person systematisch keinen Platz vorsieht.

Das Dilemma der Patientenverfügung reicht in zweierlei Hinsicht noch über das Aufklärungsproblem und die damit verbundene Medikalisierung der Perspektive der ersten Person hinaus. Erstens fehlen für jene Situationen, die durch die Patientenverfügung geregelt werden sollen, notwendigerweise lebensweltlich gesättigte Erfahrungsgrundlagen: Aus der aktuellen Sicht eines Gesunden mag die Aussicht auf invasive medizinisch-technische Maßnahmen so erschreckend und bedrohlich wirken, dass etwas anderes als ihre Ablehnung auch nach umfassender Aufklärung nicht vorstellbar ist, weil nur dies der eingeübten Perspektive aktiver Lebensbewältigung entspricht, zu der insbesondere auch das Abfassen einer Patientenverfügung zählt. Dies kann auch nur teilweise durch Erfahrungen mit dem medizinischen Alltag kompensiert werden, grundsätzlich gilt das Problem deshalb auch für medizinisches Personal. Denn wie es sich anfühlt, das eigene Weiterleben dem Einsatz solcher Technik zu verdanken, und welche Einschränkungen vertrauter Lebensgewohnheiten und Handlungsvermögen für ein Weiterleben gleichwohl in Kauf genommen werden könnten oder wie eine solche Abwägung immer wieder neu getroffen werden müsste, lässt sich schlicht nicht antizipieren. Im Namen der Selbstbestimmung billigt die Gesellschaft dem Einzelnen mit der Patientenverfügung das Recht zu, medizinische Maßnahmen vorausschauend einzuschränken. Aber dabei wird implizit eine Kontinuität und Stabilität personaler Identität und erfahrender Subjektivität vorausgesetzt, die gerade durch jene Situationen, für die vorsorglich eine Regelung gefunden werden soll, massiv infrage gestellt werden.

Hier tritt zweitens ein besonderer Aspekt der zeitlichen Dimension ärztlichen Handelns und der biographischen Effekte medizinischer Maßnahmen hervor. Der medizinisch-technische Fortschritt führt dazu, dass an die Stelle einer klaren Ja/Nein-Entscheidung über den Einsatz invasiver Maßnahmen ein gleitendes Kontinuum schwierig zu bewertender Therapieoptionen ohne eindeutiges Abbruchkriterium tritt, wobei obendrein bereits eingeleitete Maßnahmen die Entscheidungsbasis für weitere Handlungen verändern. Eine Medizin technischer Optimierung wird immer bessere, sanftere und subtilere Optionen bereitstellen, mit weniger Einschränkungen und entsprechend weniger Anlass zur Verweigerung. Die Verbesserung der Medizin wird die Medikalisierung des Sterbens deshalb nicht aufhalten, sondern jene scheinbar klaren Entscheidungslinien unterminieren, welche die Patientenverfügung zu fixieren sucht.

Diese Aussichten rücken auch die aktuelle Debatte um Sterbehilfe und den ärztlich assistierten Suizid in ein anderes Licht, wenn sie angesichts der Hilflosigkeit im Umgang mit dem Sterben die Autonomie des modernen Subjekts gegen den Tod zu sichern suchen. Selbstverständlich darf die im Sterben bedrohte Autonomie nicht der Medizin und ihrer Verfahrenslogik untergeordnet werden, aber Sterben ist der ultimative Autonomieverlust. Wenn jetzt eine medizinische Sterbehilfe diskutiert wird und nicht die Hilfe im Sterben als ärztliche oder pflegerische Begleitung, steht dahinter ein problematisches Festhalten an der Formel der Autonomie, die im Sterben immer auch in ihrer Unmöglichkeit zu reflektieren wäre. Schon jetzt lässt sich beobachten, wie die ethische Diskussion über dieses Thema der gesellschaftlichen wie medizinischen Optimierungslogik nicht entkommt und damit die Medikalisierung von Sterben und Tod vorantreibt. Mit der Verbesserung des Sterbens und der beginnenden Anerkennung von Sterbewünschen antwortet die Medizin auf eine Not, zu der die »transzendentale Obdachlosigkeit« (Georg Lukács) in der Moderne ebenso beigetragen hat wie die jahrzehntelange Ausklammerung und Verdrängung des Sterbens durch die Medizin.

Palliativmedizin, Patientenverfügung und Sterbehilfe-Diskussion lassen die problematischen Seiten der Funktionslogik der modernen Medizin hervortreten, die deshalb durch eine bessere Aufklärung der Patienten, neue Fortbildungen für Ärztinnen und Ärzte, eine geschicktere Anwendung der Medizin oder neue ethische Regulierung allein nicht bewältigt werden können. Wenn zur Fehlbarkeit der Medizin inzwischen ihre Perfektion und Perfektionierung beitragen, kann ein Ausweg nur im Zurücktreten medizinischer Perspektiven liegen. Neben ihre Expertise müssen andere Perspektiven aufs Kranksein Raum und Gewicht bekommen, damit eine Möglichkeit geschaffen wird, Medizin zurückzunehmen. Gemeint ist damit keine Beschränkung oder Rationierung medizinischer Leistungen, sondern eine Kritik medizinischer Zuständigkeit auf der Grundlage phänomenologischer Analysen ihrer Praxis. Selbstverständlich soll Medizin auch in Zukunft weiter besser werden, aber für einige der zur Zeit hervortretenden Probleme kann die Lösung nicht in optimierten medizinischen Interventionen liegen, sondern nur in einer veränderten Einstellung der Gesellschaft gegenüber diesen Optionen. So wie das Projekt der EBM nach ihrer erfolgreichen Durchsetzung durch eine kritische Reflexion auf ihre begrenzte Reichweite erneuert werden muss, braucht der Problemlösungsperfektionismus der Medizin eine sorgfältige Aufklärung über sein Scheitern am endlichen menschlichen Leben.

Ein bemerkenswerter Ansatz dazu wird unter den beiden Stichworten *Logic of Care* (Mol 2008) und *Ethics of Failure* (Diedrich 2007) diskutiert. Eine Stärkung der Pflege ist heutzutage in aller Munde, womit zumeist mehr und besser geschultes Personal gemeint ist. Das ist allein schon aufgrund der verdichteten Arbeitsrhythmen im Krankenhaus erforderlich, aber hier geht es nicht so sehr um eine Stärkung der Pflege im hierarchischen Verhältnis gegenüber den Ärzten in der Medizin oder ihre Professionalisierung zu einer eigenständigen Wissenschaft. Vielmehr zielt die »Logic of Care« darauf herauszuarbeiten, inwiefern Pflege in ihrem Handeln einer anderen Logik als der des medizinischen Problemlösens folgt. Selbstverständlich setzt auch Pflege zahllose Verfahren ein, die theoretisch reflektiert und technisch optimiert werden müssen. Aber anders als bei der Medizin steht bei der Pflege nicht die Diagnose mit den damit verbundenen therapeutischen Interventionen im Zentrum, sondern die pflegende Begleitung ist selbst das Ziel des Handelns. Im Prozess der Pflege nehmen Ereignisse des Scheiterns eine andere Funktion ein, sie bedeuten nicht das Ende einer begonnenen Therapie, sondern erfordern die Anpassung der Pflege an die aktuellen Herausforderungen. Scheitern kann kein Abbrechen der Pflege veranlassen. Vielmehr münden Situationen des Scheiterns in fortwährende Anpassungsbewegungen. Der professionelle Kontext der Pflege liegt in solchen Anpassungen, in Verkettungen von gelingenden und scheiternden ad-hoc Maßnahmen:

»Unlike medical ethics, the ethics of care never sought to answer what is good, let alone to do so from the outside. Instead, it suggested that ›caring practices‹ entail a specific modality of handling questions to do with the good. [...] And what if the doing fails? In traditional ethical repertoires, a failure to do good is a reason for moral blame, a negative verdict. In the ethics of care this is not obvious. What follows from a failure, remains to be seen. [...] You do your best, but you are not going to live ›ever after‹. Instead, at some point, sooner or later, you are bound to die. Along the way, there will be unfolding tensions and shifting problems. Care is attentive to such suffering and pain, but it does not dream up a world without lack. Not that it calls for cynicism either: care seeks to lighten what is heavy, and even if it fails it keeps on trying. Such, then, is what failure calls for in an ethics, or should we say an ethos, of care: try again, try something different, be attentive.« (Mol et al. 2010: 13)

Im Zentrum der pflegerischen Praxis steht bei allem theoretischen Wissen und professionellen Können eine Aufmerksamkeit für das Konkrete in einer individuellen Situation. Ihr gilt die Aufmerksamkeit und Sorge in der pflegerischen Begleitung eines Patienten.

Auf diese Grundsituation zu reflektieren eröffnet der Medizinphilosophie verschüttete Perspektiven, denn bereits Martin Heidegger hatte Sorge und Fürsorge als Existenzbedingungen des Menschseins herausgearbeitet. In seiner Gegenüberstellung von »einspringender« und »vorspringender« Fürsorge hatte Heidegger die für die Autonomieproblematik zentrale Verschränkung von einem entlastenden Abnehmen der Sorge durch stellvertretendes Handeln und einem Zurückgeben der Sorge, die dem Anderen dazu verhilft, »in seiner Sorge sich durchsichtig und für sie frei zu werden«, beschrieben (Heidegger 1977: 122). Diese phänomenologische Einsicht in die Doppelgestalt der Sorge wird man für den medizinischen Kontext einer professionalisierten Pflege modifizieren müssen, weil zu ihr notwendigerweise die Distanz einer nur partiell geteilten Lebenssituation gehört. In Abwandlung einer auf Nietzsche zurückgehenden Formulierung könnte man von einem *distanzierten Pathos* sprechen. Mit »Pathos der Distanz« meinte Nietzsche (1980, KSA 5: 259) ein radikales Absehen von allen etablierten Wert- und Wahrheitsordnungen. So heroisch geht es in alltäglichen Pflegesituationen selten zu, auch wenn ihnen typischerweise nichts Menschliches fremd ist und deshalb Konventionen unterlaufen werden können. Anstelle vereinnahmender Fürsorge oder entmündigender Vorsorge lässt sich die professionelle Haltung des distanzierten Pathos auf die Sorgen eines Gegenübers ein, den zu begleiten ihre Aufgabe ist.

Eine solche phänomenologisch-philosophische Reflexion auf die Grundsituation der Pflege rückt diese in eine bemerkenswerte Nähe zu den situierten Praktiken, die gegenwärtig in der empirischen Sozialforschung und den Science and Technology Studies beschrieben werden (Deuber-Mankowsky/Holzhey 2013). Ihre detailgenauen, materialgesättigten, ebenso deskriptiven wie epistemologischen Analysen konvergieren mit phänomenologischen Reflexionen zu einem neuen Zentrum der Medizinphilosophie. Dabei geht es nicht um die Verwissenschaftlichung immer weiterer Praxisbereiche, schon gar nicht um deren Kolonisierung unter den medizinischen Maximen von Effizienz und Optimierung, sondern um eine Freilegung lokaler Handlungsregeln und deren Überführung in neue Formen von situierter Theorie als Alternative zu scheinbar universalen rationalen Prinzipien. Der Grat ist schmal, aber auf die entscheidende Differenz verweist das Scheitern. Angesichts der Endlichkeit menschlichen Lebens und der Unabwendbarkeit von Krankheit und Tod bleiben Menschen mitsamt der Medizin zum Scheitern verurteilt.

In diesem Grenzbereich haben sich heroische Narrative etabliert – von der Krankheit als Herausforderung und ihrer Meisterung durch individuelle Kraftanstrengungen, vom Sieg über eine Krankheit gegen alle medizinischen Vorhersagen oder als Verklärung des Sterbens zum Heldentod. Existenzielle Krisen werden auf diese Weise zu Leistungsprüfungen, die Narrative überbieten einander in der Verdrängung des Scheiterns. Es wird immer wieder Patienten geben, die ihren Wunsch nach einem sich noch im Sterben erfüllenden Leben mit bewundernswerter Ruhe einlösen, während andere sämtliche Optionen der Medizin für ihren Kampf gegen die Krankheit nutzen wollen. Elisabeth Kübler-Ross hat mit ihren bahnbrechenden Studien auf die sehr unterschiedlichen Formen der Auseinandersetzung mit dem Sterben aufmerksam gemacht.[76] Als Aufgliederung einer Sequenz von Sterbephasen wird daraus gelegentlich ein Skript zur Vorschrift des »richtigen« Strebens. Aber wer wollte sich anmaßen, den Weg zu einem guten Tod vorzeichnen oder vorschreiben zu können? Wie kann Raum gewährt werden für die Gewalt des Scheiterns im Sterben? Welche Alternativen gibt es zum Narrativ, den Krebs zu besiegen oder wenigstens heroisch zu sterben (Shildrick/Mykitiuk 2005)? Und welche Kommunikationsmöglichkeiten bestehen angesichts der Sprachlosigkeit im Kranksein und noch im Rückzug in den eigenen Körper (Stacey 1997)? Wo gibt es Raum für ein Sterben, dem keine Botschaft mehr abgerungen werden muss?

Diese Probleme treten in der Ratlosigkeit westlicher Gesellschaften über die Zunahme von Alzheimerpatienten besonders hervor: Als eine unbehandelbare Krankheit, die sich bei weitgehendem Erhalt körperlicher Funktionen vor allem als Verlust von Erinnerung und Selbstbestimmung, also den beiden zentralen Aspekten moderner Personalität, manifestiert, konfrontiert Alzheimer die Gesellschaft mit der Unmöglichkeit ihrer zentralen Voraussetzung – stabile Autonomie bis zum Tod. Die Alzheimer-Epidemie fordert dazu heraus, den Perfektionismus der Medizin zu überdenken. Wo es keine Therapie gibt, müssen dennoch Strategien für den Alltag gefunden werden, bei denen die Medizin nur ein Akteur neben anderen ist. Hier sind Strategien gefordert, die mit Fehlbarkeit rechnen müssen, um den weiteren Verlust kognitiver Fähigkeiten abfedern zu können, ohne dabei freiheitsberaubend zu wirken.

Wenn gelingende Wissenschaft sich weniger in theoretisch-technischer Gegenstandsbeherrschung als in Angemessenheit ausdrücken soll, braucht Medizin endlich Einsicht in die Endlichkeit des Lebens – und zwar nicht als ethisches Problem ihrer angemessenen Anwendung angesichts unheilbarer Krankheitssituationen, sondern als epistemologische Konsequenz aus den gewachsenen Einsichten in ihren Gegenstandsbereich und der Übermacht ihrer Handlungsoptionen. Wenn sie ihre Zuständigkeiten nicht reduziert, droht sie zur Überlebensmedizin zu werden. In dieser Richtung haben die Diskussionen in den sogenannten Disability Studies befruchtend gewirkt, weil es dort nicht gleich ums Ganze, um Leben und Tod geht, als sei das immer schon die Frage der Medizin. Vielmehr geht es um vielschichtige und heterogene Formen einer Begrenztheit des Lebens. Im Falle einer Behinderung fällt eine Begrenztheit aus der Norm heraus und wird zum Stein des Anstoßes, zum »Widerstandsaviso« im Sinne Flecks, das Nachdenken provoziert.

Einsicht in die Begrenztheit menschlichen Lebens meint dabei keine resignierende Selbstbeschränkung. Die Behindertenbewegung, die sich selbstbewusst *Krüppelinitiative* nannte, zielte vor allem auf Selbstermächtigung im Sinne eines Aufstands gegen falsche Normen und Normalitätsvorstellungen. Öffentlichkeit entsteht, wo Menschen in etwas verwickelt sind, ohne schon zu wissen, worin. Das Gesundheitssystem setzt sich aus vielen Akteuren zusammen, von denen bislang nur die Experten als Repräsentanten medizinischer Rationalität Anerkennung genießen. Das Vertrauen auf diese Experten hat aus dem Gesundheitssystem einen Gesellschaftsbereich entstehen lassen, der trotz aller rationalen Steuerung weitgehend eigenlogisch funktioniert und zahlreichen Systemzwängen gehorcht. Der Umgang mit Kranksein muss zu einem Bereich werden, in dem Handeln auf Probe möglich ist, um Alternativen zu entwickeln. Dazu müssen in die Praxis der Medizin auch die Erfahrungswirklichkeiten der Betroffenen eingehen. Denn Handeln generiert selbst Wissen und wendet es nicht nur an. Medizin war immer schon mehr als angewandte Naturwissenschaft und fand außerhalb der Labore statt, die sie zu ihrer Ermächtigung als Biowissenschaft errichtete. Deswegen könnte die Medizin zum Erprobungsfeld der Einsicht taugen, dass Handeln nicht in der Umsetzung eines Plans besteht, sondern im Erkunden unbeabsichtigter Folgen eines Projekts. Das fordert eine neue Kultur des Experimentierens, in der die Bürgerinnen und Bürger zu Mitforschenden werden.

Ein Zeichen für eine solche gesellschaftliche Umorientierung könnte die Wiederbelebung eines vergessenen Genres sein, der Ärzte-Satire. Während heute dominante Ärztefiguren die Populärkultur – von Professor Brinkmann aus der Schwarzwaldklinik über den schrulligen Dr. House bis zum Pathologen der Tatort-Serie – bevölkern, war die Arzt-Satire ein so altehrwürdiges Genre, dass deren heutiges Verblassen gegenüber den Krankenhausserien zum zeitdiagnostischen Zeichen wird: Wie kommt es, dass die Medizin zwar oft in ein schlechtes Licht gerückt wird, aber gleichwohl ihr gegenwärtiges Können immer wieder zum Stoff für Serien, aber nicht zur Satire taugt? Vermutlich ist die Klage über schlechte Ärzte so alt wie die Medizin selbst. Michel de Montaigne (Essais I: 22) zitiert süffisant als antikes Komödienwort, dass »kein Arzt sich über die Gesundheit selbst seiner Freunde freue«. Medizinphilosophie könnte dazu beitragen, dass die Gesellschaft ihren Eigensinn gegenüber der Medizin geltend zu machen versteht.

Nachwort zur zweiten Auflage

Mit der erfreulichen Gelegenheit einer zweiten Auflage verknüpft sich die Frage der Überarbeitung. Im Gespräch mit dem Verleger fiel rasch die Entscheidung, abgesehen von sprachlichen Korrekturen und Hinweisen auf Neuerscheinungen dem Buch lediglich ein Nachwort hinzuzufügen. Für diesen pragmatischen Weg sprach vor allem mein Eindruck, dass die Hauptargumentation mit ihrer zeitdiagnostischen Ausrichtung weiterhin trägt, obwohl sich Medizin und Philosophie weiterentwickelt haben. Vor allem das philosophische Nachdenken über Medizin hat sowohl als *Integrated History* and *Philosophy of Science* (Marcum 2017; Solomon/Simon/Kincaid 2017; Schramme/Edwards 2017) als auch in den *Critical Medical Humanities* (Whitehead/Woods 2016) in einer Weise zugenommen, dass ich meine Kritik an einer einseitig analytischen Wissenschaftsphilosophie der Medizin ins Perfekt gesetzt habe. Mein Plädoyer für eine Historische Epistemologie im Licht dieser neueren Diskussionen zu reflektieren hätte zu der unglücklichen Situation geführt, dasselbe Buch in unterschiedlichen Fassungen zirkulieren zu lassen. Außerdem scheint mir dazu mehr Distanz zu den rezenten medizinischen Entwicklungen geboten.

Zu diesen Entwicklungstendenzen der Medizin gehört, dass die Evidenz-basierte Medizin (EBM) inzwischen zur selbstverständlichen Praxis wurde und die Umbruchphase ihrer Einführung abgeschlossen ist, an deren Ende noch die erste Auflage erschienen war. Vermutlich aus diesem Grund scheinen Grundsatzdiskussionen zur EBM in der Medizin nachgelassen zu haben. Stattdessen sind Evidenz-basierte Forschung und Politik außerhalb der Medizin zu einem streitbaren Thema geworden, von der Replikationskrise der Wissenschaften bis zum weltweiten *March for Science* gegen sogenannte »alternative Fakten« 2017 (Borck 2018). Als Ausgangspunkt wird dabei oft der Aufsatz von John Ioannidis »Why most published research findings are false« genannt (Ioannidis 2005), der vor allem in der Psychologie eine heftige Methodendiskussion ausgelöst hat. Als kürzlich Jacob Stegenga in seinem Buch *Medical Nihilism* mit ähnlichen Argumenten behauptete, die Medizin könne ihre Wirksamkeit eigentlich nicht überzeugend beweisen, löste dies dort keinen Aufschrei mehr aus. Man begrüßte seine Forderung nach einer »sanften«, nämlich zurückhaltenden und abwartenden Medizin, aber seine Kritik sei überzogen, weil schon längst von Evaluationsinstitutionen wie dem Cochrane-Netzwerk berücksichtigt. Die EBM-Methodologen konnten gelassen diesen Angriff auflaufen lassen, weil die Diskussion um epistemische und methodische Grenzen zum Programm der EBM selbst gehört, das inzwischen z.B. auch sogenannte »real world evidence« zulässt (Sherman et al. 2016).

Der radikale Titel seines Buchs erlaubt jedoch, noch einmal die besondere Stoßrichtung einer Medizinphilosophie als historischer Geisteswissenschaft der Medizin anzuzeigen: Stegenga wiederholt mit seinem Ruf nach einer »medicine douce« in philosophisch präziser Argumentation, was schon der inzwischen als Gründungsfigur der EBM geltende Archie Cochrane als seine schockierende klinische Ausgangserfahrung beschrieben hatte. Im Zweiten Weltkrieg war er in deutsche Kriegsgefangenschaft geraten und hatte als britischer Arzt ein Gefangenen-Lazarett betreuen müssen, wo ihm die deutschen Aufseher selbst jene

Medikamente verweigerten, die er für überlebensnotwendig erachtete – dennoch starben weit weniger Soldaten, als von ihm befürchtet (Cochrane 1984). Diese skeptische Einsicht zu bewahren ist noch in einer anderen Hinsicht angesichts der heutigen Erfolge medizinischer Maßnahmen wichtig. Stegenga entgeht die Pointe, mit der Josef Dietl bereits Mitte des 19. Jahrhunderts, also ganz zu Beginn des Siegeszuges einer pathophysiologisch fundierten Medizin, für einen »therapeutischen Nihilismus« argumentiert hatte (vgl. o. S. 108): Dietls Therapie-Skepsis gipfelte in der These, dass angesichts der Krankheitsanfälligkeit menschlicher Wesen Einsicht in die Krankheitsprozesse vielleicht das höhere Gut sei als therapeutische Wirksamkeit. In einem historischen Moment zumeist ineffizienter medizinischer Therapien hatte er damit die Frage gestellt, ob objektive, kurative Wirksamkeit das alleinige und generell das angemessene Ziel medizinischer Maßnahmen sei. Angesichts der heutigen Spannung zwischen medizinischer Effizienz und menschlicher Sterblichkeit gewinnt die Frage nach dem Sinn medizinischer Maßnahmen neue Relevanz. Eine Historische Epistemologie kann die Sinndimensionen fremder und verlorener Heilkulturen freilegen, um heutige Selbstverständlichkeiten zu hinterfragen.

Zu den medizinischen Entwicklungen gehört außerdem, dass parallel zur Stabilisierung von EBM die Bewegungen gegen diese standardisierte, durch Leitlinien regulierte Therapie und für eine individualisierte, partizipative und möglichst auch präventive Medizin massiv Fahrt aufgenommen haben. Sie firmieren heute nicht mehr unter dem Ausdruck »personalisierte Medizin«, sondern heißen entweder »Präzisionsmedizin«, oder das Adjektiv »personalized« ist eine Verbindung mit »predictive«, »preventive«, and »participatory« zur sogenannten »P4-Medicine« eingegangen. Precision- und P4-Medicine sind dabei keine trennscharfen Begriffe, sondern sie werden oft austauschbar gebraucht, obwohl hier höchst verschiedene Akteure konkurrieren: Auf der einen Seite stehen große Forschungsinitiativen aus der biomedizinischen, epigenetischen und systembiologischen Grundlagenforschung, die maßgeschneiderte Therapien für individuelle Krankheitsbilder versprechen, und auf der anderen Seite große IT-Firmen, die mittels Health-Apps und Big Data das verfügbare medizinische Wissen mit persönlichen Gesundheitsdaten korrelieren, um daraus individuelle Gesundheitsempfehlungen abzuleiten, tendenziell unter Umgehung des ärztlichen Professionsmonopols. Ob diese Forschungsprojekte die klinische Praxis über einzelne Verbesserungen hochspezialisierter Therapien hinaus verändern werden, bleibt vorerst abzuwarten, aber in jedem Fall werden Big-Data, Digitalisierung und Social Media den Gesundheitsmarkt transformieren.

Dieses Nachwort steht mit seinen nachgeschobenen Überlegungen nun nach der »Coda über das Scheitern« im Buch und klammert sie gewissermaßen ein – was mir als unverhofft gebotene Rahmung erscheinen will: Fünf Jahre nach dem Erscheinen der ersten Auflage trifft diese *Einführung* auf eine global veränderte Weltlage. Die Infektionsmedizin hatte schon lange vor der Möglichkeit neuer Pandemien gewarnt, und solche Szenarien waren auch immer wieder Gegenstand der öffentlichen Imagination in publikumswirksamen Blockbustern. Jetzt hat Corona die Welt in unvordenklicher Weise verändert, obwohl das neue Virus weit weniger gefährlich ist, als die in den meisten Filmen durchgespielten Fiktionen. Corona hat zu einem gigantischen Realexperiment geführt, das in seinen ganzen Ausmaßen – von der Zahl der Opfer über die psychosozialen und ökonomischen Folgen bis zu den langfristigen kulturellen Konsequenzen – erst allmählich erkennbar wird.

In einer beispiellosen Bündelung medizinischer Forschung wurde unter laufender Beobachtung durch die Öffentlichkeit eine Impfung gegen das Virus entwickelt, noch während die Pandemie sich trotz der Gegenmaßnahmen weiter ausbreitete. Biomedizinisches Wissen und biomedizinische Forschung sind weiterhin Expert:innenkompetenzen, aber gegen manche öffentliche Ignoranz bzw. zu große mediale Aufmerksamkeit für verwegene Verschwörungstheorien muss festgehalten werden, dass Menschen weltweit biomedizinisches Detailwissen ganz alltäglich in ungewöhnlicher Breite und Tiefe verhandelt haben. Corona hat uns nachvollziehen lassen, warum die Spanische Grippe vor hundert Jahren so verheerend verlaufen ist. Die medizinphilosophische Reflexion zeigt zudem, dass uns kein medizinischer Fortschritt vor einer Wiederholung bewahrt. Vielmehr machen der beschleunigte Weltverkehr, die soziale Vernetzung und die veränderten Natur-Kultur-Beziehungen neue Pandemien sogar wahrscheinlicher. Erschwerend kommt hinzu, dass die zur Bewältigung neuer Pandemien erforderliche Forschung die fehlenden Evidenzlagen sichtbar macht. In der Krise muss Nicht-Wissen in Echtzeit öffentlich diskutiert und verarbeitet werden (Borck 2020).

Am Anfang der Pandemie hatten selbst Virologinnen und Epidemiologen bezweifelt, ob ein Lockdown in nationalen und internationalen Dimensionen möglich sei, aber die schockierenden Bilder, dramatische Modellrechnungen und fehlende Alternativen haben die Welt diesen beispiellosen Weg einschlagen lassen. Eine sorgfältige Evaluation dieser Maßnahmen steht noch aus, schon jetzt steht fest, dass paradoxerweise auch bei Infektionen mit Erregern, gegen die medizinisch weder Therapie noch Vorbeugung möglich ist, allein medizinische Forschung, d.h. Wissenschaft helfen kann. Die Geistesgeschichte der westlichen Welt wurde und wird oft als Ablösung von Religion und Glaubensgewissheiten durch Wissenschaft und kritische Wahrheitssuche beschrieben. Wenn Hölderlins Gedichtzeile *Wo aber Gefahr ist, wächst das Rettende auch* heute noch Geltung beanspruchen kann, muss man daraus schließen, dass inzwischen allein Wissenschaft als dieses Rettende wahrgenommen wird. Spätestens mit Corona hat die Menschheit Wissenschaft als ihren Glauben angenommen.

In diesem Sinne setzt Medizinphilosophie heute nach der »Coda über das Scheitern« ein. Die dort verhandelten Themen der Endlichkeit des menschlichen Lebens und der Unausweichlichkeit von Krankheiten wurden von Corona drastisch vor Augen geführt. Aber das Scheitern hat nicht das letzte Wort. Aus dem Machen-Können der biomedizinischen Forschung entstehen heute die gesellschaftlich relevanten Fragen der Medizinphilosophie.

Cornelius Borck — Lübeck im Mai 2021

Anhang

Anmerkungen

1 Alkmaion, Fragment 4, in: Hermann Diels, Die Fragmente der Vorsokratiker, hg. von Walther Kranz, 13. Aufl., Berlin 1984, S. 215.

2 Reste der antiken Humoralpathologie haben sich in der Typologie von vier grundverschiedenen Persönlichkeitsvarianten (Melancholiker, Choleriker, Sanguiniker und Phlegmatiker) bis heute erhalten.

3 Auch in den operativen Fächern besteht ein enormer Differenzierungsdruck, weil miniaturisierte Operationsverfahren neue manuelle Geschicklichkeit verlangen, während umgekehrt angehende Ärztinnen und Ärzte heute nur noch einen Bruchteil der ehemals mit den eigenen Sinnen verbundenen diagnostischen Fähigkeiten erlernen, weil diese Fertigkeiten inzwischen von labormedizinischen Tests und instrumentellen Untersuchungsverfahren in den Schatten gestellt wurden.

4 Besonders prägnant hat dies Odo Marquard als geistesgeschichtliche Zäsur herausgestellt, vgl. Über einige Beziehungen zwischen Ästhetik und Therapeutik in der Philosophie des neunzehnten Jahrhunderts, in: ders., Schwierigkeiten mit der Geschichtsphilosophie, Frankfurt am Main 1973, S. 85–106.

5 Auch im Bereich der Philosophie der Psychiatrie neue Ansätze entstanden, ihre Probleme und Praktiken ins Zentrum der philosophischen Analyse zu stellen und dabei auch verschiedene Akteursperspektiven zu berücksichtigen, vgl. z.B. die Buchreihe *International Perspectives in Philosophy and Psychiatry* (Oxford 2004 ff.).

6 Vgl. z.B. *Journal of Philosophy of Medicine and Health Care*; *Philosophy and Medicine*; *Theoretical Medicine*; bzw. die European Society for Philosophy of Medicine and Health Care, die die Zeitschrift *Medicine, Health Care and Philosophy* herausgibt.

7 Kevin Thompson, Historicity and transcendentality. Foucault, Cavaillès, and the phenomenology of concept, in: History and Theory Bd. 47, 2008 S. 1–18.

8 Abraham Flexner, Medical Education in the United States and Canada. A Report to the Carnegie Foundation for the Advancement of Teaching, New York 1910; vgl. Thomas P. Duffy, The Flexner Report – 100 years later, in: Yale Yournal of Biology and Medicine Bd. 84, 2011, S. 269–276.

9 Friedrich Kambartel, Wissenschaftstheorie und Wissenschaftspraxis, in: Peter Weingarten (Hg.), Wissenschaftsforschung, eine Vorlesungsreihe, Frankfurt am Main 1975, S. 162–183.

10 Rothschuh gehörte zu den engagierten ersten Teilnehmern der NS-ideologisch ausgerichteten Ärztekurse in Alt-Rehse, später resümierte er selbstkritisch, dass die allgemeine Begeisterung und die Erfolge des Nationalsozialismus ihn anfänglich angesteckt hätten, vgl. Rothschuh, Wege und Umwege, in: Kurt Mauel (Hg.), Wege zur Wissenschaftsgeschichte II, Wiesbaden 1982, S. 67–87, hier S. 72.

11 Hans Petersen, Ludwig Flecks Lehre vom Denkstil und dem Denkkollektiv, in: Klinische Wochenschrift Bd. 15, 1936, S. 239–242. Zur nationalen und internationalen Rezeption von Flecks Studie vgl. Cornelius Borck, Message in a bottle from »the crisis of reality«: On Ludwik Fleck's interventions for an open epistemology, in: Studies in History and Philosophy of Biological and Biomedical Sciences Bd. 35, 2004, S. 447–464, sowie Johannes Fehr, »... the art of shaping a democratic reality and being directed by it ...« – philososophy of science in turbulent times, in: Studies in East European Thought Bd. 64, 2012, S. 81–89.

12 Ferdinand Sauerbruch, Heilkunst und Naturwissenschaft, in: Die Naturwissenschaften Bd. 14, 1926, S. 1081–1090.

13 Bereits 1976 hatte Marx Wartofsky aufgerufen, anhand der Medizin die Wissenschaftsphilosophie zu reformieren, vgl. ders., How to begin again: medical therapies for the philosophy of science, in: PSA, Proceedings of the Philosophy of Science Association, Volume 2, S. 109–122.

14 Werner Böcker (Hg.), Pathologie: mit über 200 Tabellen, 4. Aufl. München 2008, S. 4.

15 Karl E. Rothschuh, Krankheit, in: Joachim Ritter und Karlfried Gründer (Hg.), Historisches Wörterbuch der Philosophie, Bd. 4, Basel 1976, Spp. 1184-1190, hier Sp. 1184.

16 John P. Bunker, The role of medical care in contributing to health improvements within societies, in: Journal of Epidemiology Bd. 30, 2001, S. 1260–1263.

17 Vgl. Peter Weingart, Jürgen Kroll, Kurt Bayertz, Rasse, Blut und Gene. Geschichte der Eugenik und Rassenhygiene in Deutschland, Frankfurt am Main 1988, und Mike Hawkins, Social Darwinism in European and American Thought, 1860-1945: Nature as Model and Nature as Threat, Cambridge 1997.

18 John Langdon Down, Observations on an ethnic classification of idiots, in: London Hospital Reports Bd. 3, 1866, S. 259–262. Zur sinkenden Tendenz von Geburten mit Trisomie-21 vgl. Franz Binkert, Michael Mutter, Albert Schinzel, Impact of prenatal diagnosis on the prevalence of live births with down syndrome in the eastern half of Switzerland 1980–1996, in: Swiss Medical Weekly Bd. 132, 2002, S. 478–484.

19 Dan L. Longo, Tinsley Randolph Harrison (Hg.), Harrison's Principles of Internal Medicine, 18th Edition, New York 2012; Heiner Greten et al. (Hg.), Innere Medizin, 13. Auflage, Stuttgart 2010; Edouard Battegay (Hg.), Siegenthalers Differenzialdiagnose, Stuttgart 2013. Inzwischen ändert sich dieser eindeutige Befund im Zuge des Aufstiegs des Präventionsgedankens. In der 20. Auflage von 2018 enthält Teil I von *Harrison's Principles* ein Kapitel »Promoting Good Health«.

20 René Leriche, De la Santé à la Maladie, in: ders. (Hg.), L'être humain, Encyclopedie francaise, Bd. 6, Paris 1936, S. 16-1.

21 Daniel Callahan, The WHO definition of ›health‹, in: The Hastings Center Studies Bd. 1, Heft 3, 1973, S. 77–87; vgl. John Farley, Brock Chisholm, The World Health Organization, and the Cold War, Vancouver 2008.

22 Vgl. Hélène Mialet, Hawking incorporated: Stephen Hawking and the Anthropology of the Knowing Subject, Chicago 2012, sowie Christien van den Anker, The right to be impaired and the legacy of eugenics: a critical reading of the UN convention on »disability« rights, in: Darian Meacham (Hg.), Medicine and Society, New Perspectives in Continental Philosophy, Dordrecht 2015, S. 253–270.

23 Vgl. Ernst Cassirer, Philosophie der symbolischen Formen, Hamburg 2002, bes. Bd. III Phänomenologie der Erkenntnis, S. 234–321.

24 Einen guten Überblick über diese Diskussion gibt der von Thomas Schramme herausgegebene Sammelband: Krankheitstheorien, Frankfurt am Main 2012; darin auch der einschlägige Aufsatz von Christopher Boorse, Gesundheit als theoretischer Begriff, S. 63–110.

25 Lennart Nordenfelt, The concepts of health and illness revisited, in: Medicine, Health Care and Philosophy Bd. 10, 2007, S. 5–10. Jonathan Sholl und Andreas De Block, Towards a critique of normalization: Canguilhem and Boorse, in: Darian Meacham (Hg.), Medicine and Society, New Perspectives in Continental Philosophy, Dordrecht 2015, S. 141–158.

26 Renate Wittern, Prognose – Überlebensstrategie des antiken Arztes?, in: Andreas Frewer und Claus Rödel (Hg.), Prognose und Ethik: Theorie und klinische Praxis eines Schlüsselbegriffs der Ethik in der Medizin, Erlangen 1994, S. 13–25, und Wolfgang Wieland, Prognose – Philosophische Überlegungen zu einem Arbeitsbegriff des Arztes, in: ebd., S. 37–57.

27 Vgl. die Initative »dingdingdong« des Institut de coproduction de savoir sur la maladie de Huntington, http://dingdingdong.org/english/being-huntingtonian-a-multidisciplinary-experiment-in-the-creation-of-knowledge-about-hd/; vgl. auch Christoph Rehmann-Sutter, Prädiktive Vernunft: Das Orakel und die prädiktive Medizin als Erfahrungsbereiche für Rationalität, in: ders., Zwischen den Molekülen: Beiträge zur Philosophie der Genetik, Tübingen 2005, S. 243–265.

28 Das Beispiel markiert den Sonderfall, dass hier seitens der institutionalisierten Medizin der Konflikt zwischen kulturellen, sozialen und fachspezifischen, heute zumeist biologisch unterlegten Krankheitserklärungen als eigene Störung anerkannt wurde. Die philosophischen Fragen, welche die psychiatrische Praxis aufwirft, reichen weit über diesen Spezialfall hinaus und übersteigen, wie bereits eingangs dargestellt, den Bereich dessen, was in dieser Einführung dargestellt werden kann. Für einen exzellenten Überblick vgl. Fulford et al. 2013.

29 Das stellt westliche Therapeuten vor die Wahl zwischen unbefriedigenden Alternativen. Sie können entweder ihre Wirklichkeitsvorstellungen verleugnen und sich auf das Krankheitskonzept ihrer Patienten einlassen oder aus Einsicht in die Kulturgebundenheit vorgeblich auf ihre Patienten eingehen bzw. sie über die westlichen Vorstellungen aufzuklären versuchen, vgl. Juan E. Mezzich, Arthur Kleinman, Ho-

racio Fabrega, Delores L. Parron (Hg.), Culture and Psychiatric Diagnosis: A DSM-IV Perspective, Washington, DC 1996.

30 Dan Blumhagen, Hyper-tension. A folk illness with a medical name, in: Culture, Medicine and Psychiatry Bd. 4, 1980, S. 197–227.

31 Hans Blumenberg, Säkularisierung und Selbstbehauptung, 2. Aufl., Frankfurt am Main 1983, S. 77.

32 Gianna Pomata, The medical case narrative: distant reading of an epistemic genre, in: Literature and Medicine Bd. 32, 2014, S. 1–23.

33 Insbesondere das Verbot des Steinschnitts lässt sich als Beispiel einer vertrauensbildenden Maßnahme lesen, denn der Eid erwähnt ja, dass andere Spezialisten damals diese Operation wagten. Der Verzicht auf den Steinschnitt mag in der damaligen Gefährlichkeit eine rationale Basis gehabt haben, aber zugleich verschaffte das Verbot den hippokratischen Ärzten ein Distinktionsmerkmal.

34 Rudolf Herzog, Die Wunderheilungen von Epidauros. Ein Beitrag zur Geschichte der Medizin und der Religion, Leipzig 1931, S. 9; vgl. Bronwen Lara Wickkiser, Asklepios, Medicine, and the Politics of Healing in Fifth-Century Greece: Between Craft and Cult, Baltimore, MD 2008. Kleos Geschichte ist überliefert, weil sie aus vielen Heilungsereignissen ausgewählt und auf eine Marmortafel übertragen wurde. Wie erfolgreich der Kult war, dokumentiert die Baugeschichte des Theaters in Epidauros: Obwohl das Heiligtum vergleichsweise abgelegen lag, reichten die zunächst gebauten 8000 Plätze nicht aus und es wurde – etwa gleichzeitig zur Blüte der hippokratischen Medizin – um weitere 6000 Plätze aufgestockt.

35 Xavier Bichat, Anatomie générale appliquée à la physiologie et à la médecine, Paris 1801, Vorwort S. XCIX.

36 Wilhelm Roser, Carl A. Wunderlich, Über die Mängel der heutigen deutschen Medicin und über die Nothwendigkeit einer entschieden wissenschaftlichen Richtung in derselben, in: Archiv der physiologischen Heilkunde Bd. 1, 1841, S. 3–32. Wiederabgedruckt in Rothschuh 1975: 45–71.

37 Erst als im 20. Jahrhundert die Notizbücher von Bernard publiziert wurden, ließ sich rekonstruieren, dass sich Bernard dieser Differenz sehr wohl bewusst war. Dort fanden sich Äußerungen, mit denen Georges Canguilhem und Bruno Latour ein neues Bild von Bernard

und den Quellen kreativen Handelns in den experimentellen Biowissenschaften zeichneten.

38 Josef Dietl, Practische Wahrnehmungen nach den Ergebnissen im Wiener Bezirkskrankenhaus, in: Zeitschrift der Kaiserlichen inneren Gesellschaft der Ärzte zu Wien Bd. 1, Heft 2, 1845, S. 9–26, hier S. 9.

39 Vgl. Thomas Schlich, Die Erfindung der Organtransplantation. Erfolg und Scheitern des chirurgischen Organersatzes (1880–1930), Frankfurt am Main 1998, sowie Susan E. Lederer, Flesh and Blood. Organ Transplantation and Blood Transfusion in Twentieth-Century America, Oxford 2008.

40 Vgl. Christine Schreiber, Natürlich künstliche Befruchtung? Eine Geschichte der In-vitro-Fertilisation von 1878 bis 1950, Göttingen 2007, sowie Charis Thompson, Making Parents. The Ontological Choreography of Reproductive Technologies, Cambridge, MA 2005.

41 Peter Galison, Bruce Hevly (Hg.), Big Science. The Growth of Large-Scale Research, Stanford, California 1992. William H. Schneider, Rockefeller Philanthropy and Modern Biomedicine. International Initiatives from World War I to the Cold War, Bloomington IN 2003.

42 Anonym, Mayo-Klinik: Fabrik der Ärzte / Patient Nr. 2 306 914. Eine General-Untersuchung in der Mayo-Klinik, in: Der Spiegel vom 4.1.1961, S. 40–53. In Berlin entstand mit amerikanischer Hilfe das heutige Klinikum Benjamin Franklin, in München das Krankenhaus Großhadern, das Aachener Klinikum steigerte den Typ ins Extrem durch die Verlagerung sämtlicher Versorgungssysteme nach außen und spielt so absichtsvoll mit der Assoziation an ein Fabrikgebäude.

43 Gordon Wolstenholme (Hg.), Man and His Future, London 1963. Die Tagung wurde in deutscher Übersetzung von Robert Jungk herausgegeben als Das umstrittene Experiment: Der Mensch, 27 Wissenschaftler diskutieren die Elemente einer biologischen Revolution, München 1963.

44 John Walsh, AMA: convention accents positive by announcing research institute, reshaping scientific sections, in: Science Bd. 140, Nr. 3574, 1963, S. 1382–1383, hier S. 1382.

45 Wenn heute pathologische Sektionen international massiv zurückgehen, ist dies ein deutliches Zeichen, dass die Medizin inzwischen auf eine Absicherung ihrer Handlungslogik am stofflichen Substrat ver-

zichten kann, weil die im Handlungsprozess erstellten Repräsentationen erfolgreich eine Stellvertreterfunktion ausfüllen.

46 Bernhard Naunyn, Ärzte und Laien, in: ders., Gesammelte Abhandlungen, Würzburg 1909, S. 1327–1355, hier S. 1348.

47 Paul Martini, Psychosomatische Medizin, in: Verhandlungen der Deutschen Gesellschaft für Innere Medizin Bd. 55. Kongress 1949 in Wiesbaden, München 1949, S. 51–57, hier S. 57.

48 Volker Hess, Formalisierte Beobachtung. Die Genese der modernen Krankenakte am Beispiel der Berliner und Pariser Medizin (1725–1830), in: Medizinhistorisches Journal Bd. 45, 2010, S. 293–340.

49 Kurt Craemer, Mein Panoptikum, hg. von Rudolf Hagelstange, Hamburg 1965, S. 129.

50 Franz Blaha, Medizin auf schiefer Ebene, Ms ohne Jahr, Archiv der Gedenkstätte Dachau, zitiert nach Ernst Klee, Auschwitz, die NS-Medizin und ihre Opfer, Frankfurt am Main 1997, S. 123.

51 Susan M. Reverby, Examining Tuskegee: The Infamous Syphilis Study and Its Legacy, Chapel Hill, NC 2009.

52 New York Times vom 4. Oktober 2010.

53 Tatsächlich kennt auch die EBM Studiendesigns mit N = 1, z.B. wenn bei chronischen Krankheiten Verum und Placebo intraindividuell randomisiert werden, aber sie führt damit jene Variation wieder ein, die bei individualisierter Medizin ausgeschlossen bleibt.

54 Leonard Leibovici, Effects of remote, retroactive intercessory prayer on outcomes in patients with bloodstream infection: randomised controlled trial, in: British Medical Journal Bd. 323, Nr. 7327, 2001, S. 1450–1451.

55 David L. Sackett, Brian R. Haynes, Peter Tugwell, Clinical Epidemiology. A Basic Science for Clinical Medicine, Boston 1985. John Wennberg, Alan Gittelsohn, Small area variations in health care delivery, in: Science Bd. 182, Nr. 4117, 1973, S. 1102–1108. Archibald Leman Cochrane, Effectiveness and Efficiency. Random Reflections on Health Services, London 1972.

56 Andreas Gerber, Markus Lungen, Karl W. Lauterbach, Evidence-based medicine is rooted in protestant exegesis, in: Medical Hypotheses Bd. 64, 2005, S. 1034–1038; Michael Traynor, Purity, conversion and the evidence based movements, in: Health (London) Bd. 4, 2000, S. 139–158; Dave Holmes, Stuart J. Murray, Amélie Perron, Ge-

neviève Rail, Deconstructing the evidence-based discourse in health sciences: truth, power and fascism, in: International Journal of Evidence-Based Healthcare Bd. 4, 2006, S. 180–186.

57 Joaquim S. Couto, Evidence-based medicine: a Kuhnian perspective of a transvestite nontheory, in: Journal of Evaluation in Clinical Practice Bd. 4, 1998, S. 267–275.

58 Bezeichnenderweise haben renommierte Medical Schools wie Harvard, Yale, Johns Hopkins, Stanford und Chicago, die seit Flexners Report als biowissenschaftliche Forschungszentren die Eliteinstitutionen der etablierten Medizin bildeten, besonders lange bei der Einführung von Professuren für family medicine gezögert, vgl. Howard Brody, Franklin G. Miller, Elizabeth Bogdan-Lovis, Evidence-based medicine: watching out for its friends, in: Perspectives in Biology and Medicine Bd. 48, 2005, S. 570–584.

59 Trisha Greenhalgh, Jeremy Howick and Neal Maskrey for the Evidence Based Medicine Renaissance Group, Evidence based medicine: a movement in crisis?, in: British Medical Journal Bd. 348, Nr. g3725, 2014.

60 Besondere Resonanz auch in Kliniker-Kreisen haben dabei die Arbeiten der Wissenschaftsphilosophin Nancy Cartwright gefunden, vgl. dies., A philosopher's view of the long road from RCTs to effectiveness, in: Lancet Bd. 377, Nr. 9775, 2011, S. 1400–1401; Richard Bluhm, From hierarchy to network: a richer view of evidence for evidence-based medicine, in: Perspectives in Biology and Medicine Bd. 48, 2005, S. 535–547.

61 Ray Moynihan, Iona Heath, David Henry, Selling sickness: the pharmaceutical industry and disease mongering, in: British Medical Journal Bd. 324, Nr. 7342, 2002, S. 886–891.

62 Marian Solomon, Group judgment and the medical consensus conference, in: Fred Gifford (Hg.), Philosophy of Medicine (= Handbook of the Philosophy of Science Bd. 16), Amsterdam 2011, S. 239–254.

63 Raymond De Vries und Trudo Lemmens, The social and cultural shaping of medical evidence: case studies from pharmaceutical research and obstetric science, in: Social Science & Medicine Bd. 62, 2006, S. 2694–2706.

64 Heiner Raspe, einer der Pioniere der EBM in Deutschland, plädiert deshalb dafür, die Indikationsstellung als Zentrum ärztlichen Handelns wiederzugewinnen, vgl. ders., Die medizinische Indikation und ihre

Regulierung in Zeiten der Evidenz-basierten Medizin, in: Andrea Dörries, Volker Lipp (Hg.), Medizinische Indikation: Ärztliche, ethische und rechtliche Perspektiven, Stuttgart 2015, S. 94–112.

65 Francis Collins, Bald erhält jeder Patient »seine« Therapie, Interview in der Berliner Morgenpost vom 28.9.2011.

66 Vignola-Gagné, Etienne; Keating, Peter; Cambrosio, Alberto, Informing materials: drugs as tools for exploring cancer mechanisms and pathways, in: History and Philosophy of the Life Sciences Bd. 39(2), 2017, Artikel Nr. 10.

67 Viktor von Weizsäcker, Natur und Geist: Erinnerungen eines Arztes, Gesammelte Schriften Bd. I, Frankfurt am Main 1986, S. 9–190, hier S. 67.

68 Robert L. Sinsheimer, The prospect of designed genetic change, in: Engineering and Science Bd. 32, Heft 7, 1969, S. 8–13, vgl. Steve Fuller, Veronika Lipinska, The Proactionary Imperative: A Foundation for Transhumanism, Basingstoke 2014.

69 Sylvie Allouche, From enhancement medicine to anthropotechnology, in: Darian Meacham (Hg.), Medicine and Society: New Approaches in Continental Philosophy, Dordrecht 2015, S. 295–315.

70 Gerd Gigerenzer, Robodoctors could provide better psychology, not just technology, edge 2015, http://edge.org/response-detail/26123.

71 Alvan R. Feinstein, Taxonomy and logic in clinical data, in: Annals of the New York Academy of Sciences Bd. 161, 1969, S. 450–459.

72 John C. Maxwell, Failing Forward: Turning Mistakes into Stepping-Stones for Success, Nashville, TN 2000.

73 »Trotz des Abstiegs ad inferos kann ich Ihnen kein Bonmot von Ort und Stelle mitteilen. Offenbar ist man vor allem tot, wenn man tot ist.« Aus einem Brief von Hans Blumenberg an Uwe Wolff vom 24. Januar 1995, zitiert nach Uwe Wolff, »Und das ist mir von der Liebe zur Kirche geblieben« – Hans Blumenbergs letzter Brief, in: Internationale Katholische Zeitschrift Communio Bd. 43, 2014, S. 173–181, hier S. 181.

74 Arnold Eiloart, The league against health, in: The Open Road Bd. 2, Heft 3+4, 1908, S. 150–160 u. 195–209.

75 In den USA hat das National Institute on Aging eine Initiative zum sogenannten Advance Care Planning gestartet, was jetzt auch in der Bundesrepublik aufgegriffen wird, vgl. https://www.nia.nih.gov/he-

alth/publication/advance-care-planning; http://www.allgemeinarzt-online.de/a/1662043.

76 Elisabeth Kübler-Ross, Interviews mit Sterbenden, Stuttgart 1971.

Weiterführende Literatur

Ackerknecht, Erwin H., A plea for a »behaviorist« approach in writing the history of medicine, in: Journal for the History of Medicine and Allied Sciences Bd. 22, 1967, S. 211–214.

Aho, Kevin (Hg.), Existential Medicine. Essays on Health and Illness, New York 2018.

Antonovsky, Aaron, Salutogenese. Zur Entmystifizierung der Gesundheit, Tübingen 1997.

Armstrong, David, Professionalism, indeterminacy and the EBM project, in: BioSocieties Bd. 2, 2007, S. 73–84.

Bergdolt, Klaus, Leib und Seele. Eine Kulturgeschichte des gesunden Lebens, München 1999.

Bernard, Claude, Einführung in das Studium der experimentellen Medizin, Leipzig 1961.

Bleakley, Alan Douglas, Medical Humanities and Medical Education: How the Medical Humanities Can Shape Better Doctors, London 2015.

Blumenberg, Hans, Der Prozess der theoretischen Neugierde, erweiterte und überarbeitete Neuausgabe, Frankfurt am Main 1973.

Blumenberg, Hans, Schiffbruch mit Zuschauer. Paradigma einer Daseinsmetapher, Frankfurt am Main 1979.

Böhme, Gernot, Der mündige Mensch, Darmstadt 2009.

Bolt, Timo; Huisman, Frank, EBM in der Krise? Ein Kommentar zur Notwendigkeit zeithistorischer medizinischer Analysen der evidence-based medicine, in: Medizinhistorisches Journal Bd. 53, 2018, S. 59–70.

Borck, Cornelius, Wahrheit, Wirklichkeit und die Medien der Aufklärung, in: Zeitschrift für Medien- und Kulturforschung Bd. 9(2), 2018, S. 161–183.

Borck, Cornelius, Vom Unwissen in Zeiten von Corona, in: Zeitschrift für Kulturphilosophie Bd. 14(2), 2020, S. 101–110.

Bösl, Elsbeth, Disability history. Konstruktionen von Behinderung in der Geschichte, Bielefeld 2010.

Broadbent, Alex, Philosophy of Medicine, Oxford 2019.

Canguilhem, Georges, Das Normale und das Pathologische, München 1974.
Canguilhem, Georges, Wissenschaftsgeschichte und Epistemologie, Frankfurt am Main 1979.
Canguilhem, Georges, Gesundheit – eine Frage der Philosophie, Berlin 2004.
Canguilhem, Georges, Die Erkenntnis des Lebens, Berlin 2009.
Canguilhem, Georges, Schriften zur Medizin, Zürich 2013.
Carel, Havi, Illness: The Cry of the Flesh, Stocksfield 2008.
Carel, Havi; Cooper, Rachel (Hg.), Health, Illness and Disease: Philosophical Essays, Durham 2013.
Cartwright, Nancy; Hardie, Jeremy, Evidence-based Policy. A Practical Guide to Doing it Better, Oxford 2012.
Charon, Rita, Narrative Medicine. Honoring the Stories of Illness, Oxford 2008.
Clarke, Adele E.; Mamo, Laura; Fosket, Jennifer Ruth; Fishman, Jennifer R.; Shim, Janet K.; Riska, Elianne (Hg.), Biomedicalization. Technoscience, Health, and Illness in the U.S., Durham, NC 2010.
Cole, Thomas R.; Carlin, Nathan S.; Carson, Ronald A., Medical Humanities. An introduction, Cambridge 2015.
Cunningham, Andrew; Williams, Perry (Hg.), The Laboratory Revolution in Medicine, Cambridge 1992.
Dahl, Espen; Falke, Cassandra; Eriksen, Thor Eirik (Hg.), Phenomenology of the Broken Body, London 2019.
Daly, Jeanne, Evidence-Based Medicine and the Search for a Science of Clinical Care, Berkeley, CA 2005.
Daston, Lorraine; Galison, Peter, Objektivität, Frankfurt am Main 2007.
Delkeskamp-Hayes, Corinna; Cutter, Mary Ann Gardell (Hg.), Science, Technology, and the Art of Medicine: European-American Dialogues, Dordrecht 1993.
Deuber-Mankowsky, Astrid und Holzhey, Christoph F. E. (Hrsg.), Situiertes Wissen und regionale Epistemologie. Zur Aktualität Georges Canguilhems und Donna J. Haraways, Wien 2013.
Diedrich, Lisa, Treatments: Language, Politics, and the Culture of Illness, Minneapolis, MN 2007.
Engel, George L., The need for a new medical model. A challenge for biomedicine, in: Science Bd. 196, 1977, S. 129–136.
Engelhardt, Dietrich von (Hg.), Die inneren Verbindungen zwischen Philosophie und Medizin im 20. Jahrhundert, Darmstadt 1980.

Evans, Martyn; Louhiala, Pekka; Puustinen, Raimo (Hg.), Philosophy for Medicine: Applications in a Clinical Context, Abingdon 2004.

Evidence-Based Medicine Working Group, Evidence-based medicine. A new approach to teaching the practice of medicine, in: JAMA/Journal of the American Medical Association Bd. 268, 1992, S. 2420–2425.

Feinstein, Alvan R., Clinical Judgment, Huntington, NY 1976.

Fleck Ludwik, Zur Frage der Grundlagen der medizinischen Erkenntnis, in: Klinische Wochenschrift, Bd. 14, Heft 35, 1935, S. 1255–1259.

Fleck, Ludwik, Entstehung und Entwicklung einer wissenschaftlichen Tatsache. Einführung in die Lehre vom Denkstil und Denkkollektiv, Basel 1935, Neudruck Frankfurt am Main 1980.

Fleck, Ludwik, Denkstile und Tatsachen. Gesammelte Schriften und Zeugnisse, hg. Von Sylwia Werner und Claus Zittel, Berlin 2011.

Foucault, Michel, Die Geburt der Klinik. Eine Archäologie des ärztlichen Blicks, München 1973.

Foucault, Michel, Geschichte der Gouvernementalität 2, Die Geburt der Biopolitik. Vorlesung am Collège de France, 1978–1979, Frankfurt am Main 2004.

Freidson, Eliot, Profession of Medicine. A Study of the Sociology of Applied Knowledge, New York 1970.

Fulford, K. W. M. (Bill); Davies, Martin; Gipps, Richard G. T.; Graham, George; Sadler, John Z.; Stanghellini, Giovanni; Thornton, Tim (Hg.), The Oxford Handbook of Philosophy and Psychiatry, Oxford 2013.

Gadamer, Hans Georg, Die Verborgenheit der Gesundheit, Frankfurt am Main 1993.

Galison, Peter, Specific theory, in: Critical Inquiry Bd. 30, 2004, S. 379–383.

Gifford, Fred, Philosophy of Medicine (Handbook of the Philosophy of Science Vol. 16), Amsterdam 2011.

Goldstein, Kurt, Der Aufbau des Organismus: Einführung in die Biologie unter besonderer Berücksichtigung der Erfahrungen am kranken Menschen, Haag 1934, Neudruck Paderborn 2014.

Gorovitz, Samuel; MacIntyre, Alasdair, Toward a theory of medical fallibility, in: Journal of Medicine and Philosophy Bd. 1, 1976, S. 51–71.

Greco, Monica, Pragmatics of explanation: Creative accountability in the care of ›medically unexplained symptoms‹, in: Sociological Review Monographs Bd. 65(2), 2017, S. 110–129.

Greene, Jeremy A., Prescribing by Numbers. Drugs and the Definition of Disease, Baltimore 2007.
Hacking, Ian, The Social Construction of What?, Cambridge/MA 1999.
Haraway, Donna J., Staying with the Trouble. Making Kin in the Chthulucene, Durham 2016.
Heidegger, Martin, Sein und Zeit, Gesamtausgabe Abt. 1, Bd. 2, Frankfurt am Main 1977.
Hippokrates, Ausgewählte Schriften, Stuttgart 1994.
Howick, Jeremy, The Philosophy of Evidence-Based Medicine, Chichester, UK 2011.
Hucklenbroich, Peter; Buyx, Alena (Hg.), Wissenschaftstheoretische Aspekte des Krankheitsbegriffs, Münster 2013.
Huth, Martin, Den Anderen behandeln und betreuen, Freiburg 2011.
Illich, Ivan, Die Enteignung der Gesundheit, Medical Nemesis, Reinbek bei Hamburg 1975.
Ioannidis, John P. A., Why Most Published Research Findings Are False, in: PLOS Medicine 2(8), 2005; e124, doi:10.1371/journal.pmed.0020124.
Jaspers, Karl, Einführung in die Philosophie, München 1953.
Jaspers, Karl, Chiffren der Transzendenz, München 1970.
Jewson, Nicholas D.: The Disappearance of the Sick-Man from Medical Cosmology, 1770–1870, in: Sociology Bd. 10, 1976, S. 225–244.
Jorland, Gérard; Opinel, Annick; Weisz, George (Hg.), Body Counts. Medical Quantification in Historical and Sociological Perspective, Montréal 2005.
Jütte, Robert, Geschichte der alternativen Medizin. Von der Volksmedizin zu den unkonventionellen Therapien von heute, München 1996.
Keating, Peter; Cambrosio, Alberto, Biomedical Platforms. Realigning the Normal and the Pathological in Late-Twentieth-Century Medicine, Cambridge, MA 2003.
Kleinmann, Arthur, What is specific to western medicine?, in: William F. Bynum; Roy Porter (Hg.), Companion Encyclopedia of the History of Medicine, Bd. 1, London 1993, S. 15–24.
Koch, Richard, Die ärztliche Diagnose. Beitrag zur Kenntnis des ärztlichen Denkens, 2. Aufl., Wiesbaden 1920.
Kuhn, Thomas, Die Struktur wissenschaftlicher Revolutionen, 2., um das Postskriptum von 1969 ergänzte Aufl., Frankfurt am Main 1976.

Labisch, Alfons, Homo hygienicus. Gesundheit und Medizin in der Neuzeit, Frankfurt am Main 1992.
Lachmund, Jens, Der abgehorchte Körper. Zur historischen Soziologie der medizinischen Untersuchung, Opladen 1997.
Lambert, Helen; Gordon, Elisa J.; Bogdan-Lovis, Elizabeth A., Introduction. Gift horse or trojan horse? Social science perspectives on evidence-based health care, in: Social Science & Medicine Bd. 62, 2006, S. 2613–2620.
Latour, Bruno, The Pasteurization of France, Cambridge MA 1988.
Latour, Bruno, Wir sind nie modern gewesen. Versuch einer symmetrischen Anthropologie, Berlin 1995.
Lemke, Thomas, Biopolitik zur Einführung, Hamburg 2007.
Lindemann Nelson, James; Lindemann Nelson, Hilde (Hg.), Meaning and Medicine. A Reader in the Philosophy of Health Care, New York 1999.
Link, Jürgen, Versuch über den Normalismus: Wie Normalität produziert wird, Opladen 1997.
Löwy, Ilana, The Polish School of Philosophy of Medicine. From Titus Chalubinski (1820–1889) to Ludwik Fleck (1896–1961), Dordrecht 1990.
Maier, Barbara; Shibles, Warren A., The Philosophy and Practice of Medicine and Bioethics, Dordrecht 2011.
Maio, Giovanni, Den kranken Menschen verstehen. Für eine Medizin der Zuwendung, Freiburg 2015.
Marcum, James A., An Introductory Philosophy of Medicine. Humanizing Modern Medicine, Dordrecht 2008.
Marcum, James A. (Hg.), The Bloomsbury Companion to Contemporary Philosophy of Medicine, London 2017.
Marks, Harry M., The Progress of Experiment. Science and Therapeutic Reform in the United States, 1900–1990, Cambridge 1997.
Martini, Paul, Methodenlehre der therapeutischen Untersuchung, Berlin 1932.
McKeown, Thomas, Die Bedeutung der Medizin. Traum, Trugbild oder Nemesis?, Frankfurt am Main 1982.
Meacham, Darian (Hg.), Medicine and Society. New Perspectives in Continental Philosophy, Dordrecht 2015.
Méthot, Pierre-Olivier, Health. Human and planetary, in: Archives Internationales d'Histoire des Sciences Bd. 64, 2014, S. 205–211.
Meyer-Abich, Klaus Michael, Was es bedeutet, gesund zu sein. Philosophie der Medizin, München 2010.

Mol, Annemarie. The Logic of Care. Health and the Problem of Patient Choice, London 2008.

Mol, Annemarie; Moser, Ingunn; Pols, Jeanette (Hg.), Care in Practice. On Tinkering in Clinics, Homes and Farms, Bielefeld 2010.

Müller-Wille, Staffan; Kronfeldner, Maria, How to see the trees for the forest: introduction to a special issue on causation and disease, in: History and Philosophy of the Life Sciences Bd. 33, 2011, S. 445–452.

Nietzsche, Friedrich, Sämtliche Werke. Kritische Studienausgabe in 15 Bänden, hg. von Giorgio Colli und Mazzino Montinari, München 1980, (zitiert als KSA gefolgt mit Band und Seite).

Nordenfelt, Lennart, On the Nature of Health. An Action-Theoretic Approach, Dordrecht 1987.

Nordmann, Alfred, Was ist TechnoWissenschaft? Zum Wandel der Wissenschaftskultur am Beispiel von Nanoforschung und Bionik, in: Rossmann, Torsten; Tropea, Cameron (Hg.), Bionik. Aktuelle Forschungsergebnisse in Natur-, Ingenieur- und Geisteswissenschaft, Berlin 2005, S. 209–218.

Nordmann, Alfred; Radder, Hans; Schiemann, Gregor (Hg.), Strukturwandel der Wissenschaft. Positionen zum Epochenbruch, Weilerswist 2014.

Nussbaum, Martha C., Die Grenzen der Gerechtigkeit. Behinderung, Nationalität und Spezieszugehörigkeit, Berlin 2010.

Pippin, Robert B., Medical practice and social authority, in: Journal of Philosophy and Medicine Bd. 21, 1996, S. 417–437.

Rabinow, Paul; Rose, Nikolas, Biopower today, in: BioSocieties Bd. 1, 2006, S. 195–217.

Rheinberger, Hans-Jörg; Hagner, Michael (Hg.), Die Experimentalisierung des Lebens. Experimentalsysteme in den biologischen Wissenschaften 1850/1950, Berlin 1993.

Rheinberger, Hans-Jörg, Historische Epistemologie zur Einführung, Hamburg 2007.

Rosenberg, Charles E., Framing disease. Illness, society, and history, in: ders.; Janet Golden (Hg.), Framing Disease. Studies in Cultural History, New Brunswick, NJ 1992.

Rothschuh, Karl Eduard, Theoretische Medizin?, in: Klinische Wochenschrift Bd. 14, Heft 39, 1935, S. 1401–1405.

Rothschuh, Karl Eduard, Theoretische Biologie und Medizin, Berlin 1936.

Rothschuh, Karl Eduard (Hg.), Was ist Krankheit? Erscheinung, Erklärung, Sinngebung, Darmstadt 1975.

Rothschuh, Karl Eduard, Konzepte der Medizin in Vergangenheit und Gegenwart, Stuttgart 1978.
Saake, Irmhild; Vogd, Werner (Hg.), Moderne Mythen der Medizin. Studien zur organisierten Krankenbehandlung, Wiesbaden 2008.
Sackett, David L. et al., Evidence-based Medicine. How to Practice and Teach EBM, New York 1997.
Sackett, David L.; Rosenberg, William M. C.; Gray, J. A. Muir; Haynes, R. Brian; Richardson, W. Scott, Evidence based medicine. What it is and what it isn't, in: British Medical Journal Bd. 312, 1996, S. 71–72.
Sadegh-Zadeh, Kazem, Handbook of Analytic Philosophy of Medicine, 2nd revised edition, Dordrecht 2015.
Sarasin, Philipp, Reizbare Maschinen. Eine Geschichte des Körpers 1765–1914, Frankfurt am Main 2001.
Schaffner, Kenneth F., Discovery and Explanation in Biology and Medicine, Chicago, IL 1993.
Schramme, Thomas (Hg.), Krankheitstheorien, Berlin 2012.
Schramme, Thomas; Edwards, Steven (Hg.), Handbook of the Philosophy of Medicine, Dordrecht 2017.
Sherman, Rachel E.; Steven A. Anderson; et al., Real-World Evidence – What Is It and What Can It Tell Us?, in: New England Journal of Medicine Bd. 375, 2016, S. 2293–2297.
Shildrick, Margrit; Mykitiuk, Roxanne (Hg.), Ethics of the Body. Postconventional Challenges, Cambridge, MA 2005.
Sloterdijk, Peter, Regeln für den Menschenpark. Ein Antwortschreiben zu Heideggers Brief über den Humanismus, Frankfurt am Main 2008.
Solhdju, Katrin, Die Versuchung des Wissens. Vorschläge für einen gemeinschaftlichen Umgang mit prädiktiver Gen-Diagnostik, Bielefeld 2018.
Solomon, Miriam, Making Medical Knowledge, Oxford 2015.
Solomon, Miriam; Simon, Jeremy R.; Kincaid, Harold (Hg.), The Routledge Companion to Philosophy of Medicine, London 2017.
Stacey, Jackie, Teratologies: A Cultural Study of Cancer, London 1997.
Stegenga, Jacob, Care and Cure: An Introduction to Philosophy of Medicine, Chicago 2018.
Stegenga, Jacob, Medical Nihilism, Oxford 2019.
Svenaeus, Fredrik, The Hermeneutics of Medicine and the Phenomenology of Health. Steps Towards a Philosophy of Medical Practice, Dordrecht 2001.

Svenaeus, Fredrik, Phenomenological Bioethics: Medical Technologies, Human Suffering, and the Meaning of Being Alive, London 2018.

Tanenbaum, Sandra, Knowing and acting in medical practice. The epistemological politics of outcomes research, in: Journal of Health Politics and Law Bd. 19, 1994, S. 27–44.

Thompson, R. Paul; Upshur, Ross E.G., Philosophy of Medicine: An Introduction, London 2018.

Timmermans, Stefan; Berg, Marc, The Gold Standard. The Challenge of Evidence-Based Medicine and Standardization in Health Care, Philadelphia, PA 2003.

Toombs, S. Kay (Hg.), Handbook of Phenomenology and Medicine, Dordrecht 2001.

Uexküll, Thure von; Wesiack, Wolfgang, Theorie der Humanmedizin. Grundlagen ärztlichen Denkens und Handelns, München 1988.

Unschuld, Paul U., Was ist Medizin? Westliche und östliche Wege der Heilkunst, München 2003.

Upshur, Ross E. G., Looking for rules in a world of exceptions. Reflections on evidence-based practice, in: Perspectives in Biology and Medicine Bd. 48, 2005, S. 477–489.

Villa, Paula-Irene (Hg.), schön normal. Manipulationen am Körper als Technologien des Selbst, Bielefeld 2008.

Viney, William; Callard, Felicity; Woods, Angela: Critical medical humanities: embracing entanglement, taking risks, in: Medical Humanities Bd. 41, 2015, S. 2–7.

Weizsäcker, Viktor von, Der Gestaltkreis. Theorie der Einheit von Wahrnehmen und Bewegen, 3. Aufl., Stuttgart 1947.

Weizsäcker, Viktor von, Pathosophie, Göttingen 1956.

Weizsäcker, Viktor von, Fälle und Probleme. Klinische Vorstellungen (Gesammelte Schriften hg. von Peter Achilles Bd. 9), Frankfurt am Main 1988.

Whitehead, Anne; Woods, Angela (Hg.), The Edinburgh Companion to the Critical Medical Humanities, Edinburgh 2016.

Wieland, Wolfgang, Diagnose. Überlegungen zur Medizintheorie, Berlin 1975.

Zeiler, Kristin; Folkmarson, Lisa (Hg.), Feminist Phenomenology and Medicine, Albany, NY 2014.

Sach- und Personenregister

Cornelius Borck ist Mediziner und Philosoph und leitet das Institut für Medizingeschichte und Wissenschaftsforschung der Universität zu Lübeck. Zugleich ist er Sprecher des Zentrums für Kulturwissenschaftliche Forschungen Lübeck. Veröffentlichungen u.a.: Anatomien medizinischen Wissens (Hg. 1996), Hirnströme: Eine Kulturgeschichte der Elektroenzephalographie (2005), Hans Blumenberg beobachtet: Wissenschaft, Technik, Philosophie (Hg. 2013), Das psychiatrische Aufschreibesystem (Hg. mit Armin Schäfer 2015); Zur Zukunft der Wissenschaftsgeschichte (Hg. 2018).